NORBERT TREUTWEIN

EIWEISS INFARKT

Wie Sie mit weniger tierischen Proteinen gesünder leben

südwest

INHALT

TEIL 3

TEIL 4

PROLOG: WIE DIESES BUCH ENTSTAND

„Nicht der Arzt heilt, sondern die Natur. Der Arzt kann nur ihr getreuer Helfer und Diener sein. Er wird von ihr, niemals aber die Natur von ihm lernen."

Hippokrates

„Sie haben Polyarthrose. Da kann man nichts machen." Dieser Satz meines Orthopäden hat mich dazu gebracht, dieses Buch zu schreiben. „Schmerzmittel. Und wenn's gar nicht mehr auszuhalten ist, eine Operation." Auf meine Klage über Schmerzen in den Fingergelenken und den Füßen sagte mein Arzt das in dem Tonfall, wie man auch sagt: „Ja, du meine Güte! Was wollen Sie denn? Sie sind schließlich ein auslaufendes Modell!"

Lebenslänglich Schmerztabletten? Und Operationen an Händen und Füßen? Das war nicht die Zukunft, die ich mir ausgemalt hatte. Also begann ich, mich schlauer zu machen. Ich stieß auf die Arbeiten von Prof. Lothar Wendt, der schon vor über 60 Jahren ein regelmäßiges Eiweißfasten vorgeschlagen hatte, um sogenannte Zivilisationskrankheiten wie Herzinfarkt, Schlaganfall, Diabetes, Nierenversagen und Arthritis abzuwehren. Er empfahl, alljährlich einen Monat lang alles tierische Eiweiß aus der Ernährung zu verbannen. Er selbst gab zu, dass dies nicht ganz einfach sei. Denn er hatte versucht, mit dieser Methode bei sich selbst eine Kniearthrose zu behandeln.

Aber meine Neugier war bereits geweckt. Und ich stieß auf noch viel mehr. Auf die Fallbeispiele der in Deutschland gegründeten Arthrose-Selbsthilfe, die nach Maßgaben von Prof. Wendt und der beiden

amerikanischen Ernährungsgurus Harvey und Marilyn Diamond ihre schmerzhaften Arthrosen durch rein pflanzliche Ernährung kurierten.
Ich stieß auf die *China Study* des US-Ernährungsmediziners T. Colin Campbell, der im Tierversuch nachgewiesen hat, dass ein hoher Verzehr von Milcheiweiß in Verbindung mit Krebs auslösenden Stoffen die Entstehung und das Wachstum von Krebs auf erschreckende Weise beschleunigt, während pflanzliches Protein vor Krebs schützt. Ich stieß auf seine weiteren Studien, die nachwiesen, dass Fleisch, Milchprodukte, Fisch und Eier Herzinfarkt und Schlaganfälle hervorrufen. Und dass tierisches Eiweiß, im Übermaß verzehrt, Diabetes, Depressionen und Altersdemenz auslösen kann.
Ich bin seit 35 Jahren als Medizinjournalist tätig, habe auch einige teilweise sehr erfolgreiche Bücher geschrieben – schon Mitte der 90er-Jahre das Standardwerk *Übersäuerung – krank ohne Grund?*, das die Zusammenhänge zwischen Säureüberlastung des Organismus und dem Verzehr tierischer Produkte erklärte. Ich schrieb auch *Die Fettlüge*, in der ich den Unterschied zwischen „gesunden" und krank machenden Fettarten aufs Korn nahm. Dann wollte ich eigentlich keine Bücher mehr schreiben, weil ich den Eindruck hatte, dass damit letztlich nicht viel bewirkt werden kann. Bis ich nun auf das Thema Eiweiß aufmerksam wurde. Ich war regelrecht elektrisiert und informierte mich umfassend.
So las ich auch Bücher der russischen Ärztin Galina Schatalova, die im Krieg als Lazarettchirurgin mit einer Umstellung auf rein pflanzliche Ernährung in Ermanglung von Medikamenten und Hilfsmitteln ihre grauenhaft verstümmelten Patienten dem Tod von der Schippe holte.

Ich stieß auf die Arbeiten des amerikanischen Brustkrebschirurgen und Herzspezialisten Caldwell B. Esselstyn, der Herzpatienten durch Ernährungsumstellung wieder gesund werden ließ, nachdem ihnen ihre Ärzte geraten hatten, nach Hause zu gehen und auf den Tod zu warten. Ich wurde auch aufmerksam auf die Werke des amerikanischen Arztes

John A. McDougall, der seinen Patienten durch eine extreme Umstellung ihrer Ernährung auf stärkehaltige pflanzliche Produkte wie Kartoffeln, Vollkornnudeln, Süßkartoffeln und Hülsenfrüchte wieder zu einem erfüllten Leben verhilft.

Das alles gab mir sehr zu denken. Wenn ich mich in meiner Familie und in meinem Bekanntenkreis umsah, gab es keinen wirklichen Grund, an diesen Erkenntnissen zu zweifeln. Mein Vater war an den Folgen seines zweiten Herzinfarktes gestorben. Mein ältester Bruder wurde nur 67: Blutkrebs. Mein zweitältester Bruder, ein begeisterter Tennisspieler und Wanderer, hat fünf Stents in bedrohlich verschlossenen Herzkranzgefäßen. Meine älteste Schwester leidet an Herzrhythmusstörungen, mein jüngerer Bruder erlitt vor vier Jahren einen Herzinfarkt. Meine Frau, die als Ovo-Lakto-Vegetarierin aufgewachsen ist und sich folglich teilweise von Eiern und Käse ernährt hat, musste infolge eines Herzinfarktes einen Stent erhalten, der die Herzarterie offen hält. Ihre Eltern, beide Vegetarier, aber sehr den Milchprodukten zugeneigt, starben mit 63 beziehungsweise 69 Jahren.

Nun sind wir alle keine wirklichen Fresser. Ich hatte mich so vernünftig ernährt, wie die gängige Erkenntnis der Ernährungsmedizin das vorschrieb. Möglichst fettarm, möglichst vollwertig, mit einem satten Anteil an magerem Geflügel, Rindfleisch, Schwein, Lamm, Joghurts und Käse. Dagegen kamen Wurst, Kuchen, Weißmehlprodukte und Süßigkeiten, wenn überhaupt, jedenfalls nur gelegentlich vor. Und doch waren wir alle krank. Irgendetwas konnte da nicht stimmen.

In diesem Buch erfahren Sie ganz genau, was das war.

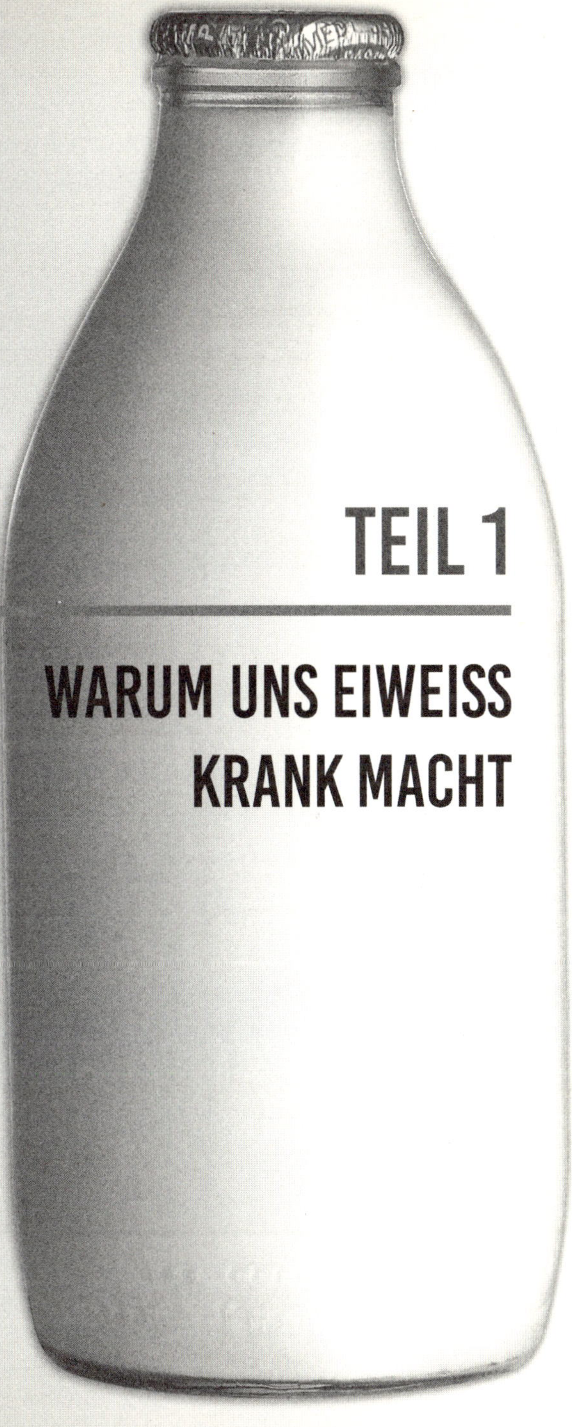

TEIL 1

WARUM UNS EIWEISS KRANK MACHT

1. KAPITEL

KILLER VOM TELLER

„Die Menschen werden krank, weil sie aus Torheit alles tun, um nicht gesund zu bleiben."

Hippokrates

Wir sind zu fett. Zu schlapp. Zu krank. Die Zeit ist reif, etwas zu ändern. Und zwar an unserer Ernährung. Denn es stimmt einfach nicht, dass uns Cholesterinsenker, Mittel gegen überschießende Magensäure und Operationen für künstliche Hüft- oder Kniegelenke heil und lebenstüchtig machen. Es stimmt auch nicht, dass Bewegung oder Sport ein guter Ausgleich für schlechte Ernährung wäre – so wichtig körperliche Bewegung auch ist. Und schließlich stimmt es auch nicht, dass uns die angeblich besten Nahrungsmittel, die uns seit Jahrzehnten von Ärzten, Wissenschaftlern und Regierungen empfohlen werden, gesund, schlank und glücklich erhalten. Denn wäre das so, könnten auch die nachfolgenden Zahlen nicht stimmen: Noch nie war bei uns die Zahl der Übergewichtigen und krankhaft Fettsüchtigen so hoch wie heute. Mehr als 67 Prozent der Männer und 53 Prozent der Frauen haben nach der 2011 aktualisierten *Studie zur Gesundheit Erwachsener in Deutschland (DEGS)* deutliches Übergewicht. Jede vierte Frau und jeder vierte Mann werden als adipös – also als krankhaft fettsüchtig – eingestuft.

Die gesundheitliche Entwicklung der Deutschen liest sich wie ein Horrortrip: Im Jahr 1950 wurden in der damaligen Bundesrepublik mit ihren 50,3 Millionen Einwohnern 500.000 Fälle von Diabetes gezählt. Im Jahr

2010 sind es in Deutschland bei einer Bevölkerungszahl von 82 Millionen bereits knapp 10 Millionen – also 20-mal so viele. Die Dunkelziffer ist übrigens horrend. Millionen von Deutschen leiden, ohne es zu wissen, an Diabetes oder an Vorstufen davon. Und doch ist angeblich unsere Ernährung in den letzten Jahrzehnten immer besser und gesünder geworden. In Leipzig wurde vor einigen Jahren bereits bei einem fünfjährigen Jungen „Altersdiabetes" festgestellt. Der Knabe wog 55 Kilo statt der normalen 20. In den USA sieht es ganz ähnlich aus wie bei uns. Das kommt, weil die Amerikaner ebenso wie wir Deutschen mit falschen Ernährungsratschlägen überfüttert wurden. „Die Milch macht's", hieß jahrzehntelang das Versprechen, das uns starke Knochen und makellose weiße Zähne garantieren sollte. „Fleisch ist ein Stück Lebenskraft", tönte die Fleischindustrie, und alle, die es sich leisten konnten, richteten sich danach.

Seit Mitte des vergangenen Jahrhunderts, als der Verbrauch von Fleisch und Wurst in Deutschland noch bei insgesamt 22 Kilogramm pro Kopf und Jahr lag, ist der Fleischverzehr bis zum Jahr 2000 auf über 100 Kilo angestiegen. Inzwischen ist er wieder ein wenig gesunken. Milch wird aber noch etwa genauso viel verbraucht. Der Verzehr von Kartoffeln beträgt dagegen heute nur noch ein Drittel der damaligen Menge; auch Getreideprodukte werden erheblich weniger verzehrt.

„Wo kriegst du denn dein Kalzium her, wenn du keine Milch und Milchprodukte zu dir nimmst?", fragen Freunde und Kollegen jeden, der heute dazu übergeht, sich überwiegend oder komplett pflanzlich zu ernähren. „Kannst du denn da überhaupt noch den Arm heben bei einer solchen Ernährung?"

Selbst US-Präsident Bill Clinton ließ sich einst vor den Werbekarren der Milchindustrie spannen und trat mit Milchbart auf der Oberlippe im TV für eine vermeintlich gesunde Lebensweise ein. Nach mehreren schweren Herzproblemen hat sich Clinton inzwischen zu einer rein pflanzlichen Diät bekehrt. Die Werbung hat's aber trotzdem geschafft – jenseits des

Atlantiks und auch bei uns: Ohne Milch und Milchprodukte bist du hilflos dem Bruch des Schenkelhalses ausgeliefert, wissen heute alle Frauen, die sich um ihre Ernährung Sorgen machen.
Aber keiner sagt diesen Menschen, dass beispielsweise Haselnüsse doppelt so viel Kalzium enthalten wie Milch. Oder dass in Walnüssen ebenso viel Kalzium steckt wie in Frischkäse. Oder dass Haferflocken mehr Kalzium enthalten als die gleiche Menge Hühnerei. Oder dass Sesampaste, auch Tahini genannt, im Vergleich etwa dreimal so viel Kalzium aufweist wie Joghurt. Dass Rhabarber viermal so viel Kalzium enthält wie Hähnchenbrust, dass Möhren doppelt so viel Kalzium haben wie ein Hamburger, dass Brokkoli siebenmal so viel Kalzium aufweist wie Schweineschnitzel und dass in Vollkornbrot immer noch doppelt so viel Kalzium steckt wie in der gleichen Menge Kabeljau.

Was in der Öffentlichkeit allenfalls ankommt, ist die wiederum von der Lebensmittelindustrie gesteuerte Behauptung, dass alle Kalziumquellen außer der Milch und der Milchprodukte wenig tauglich für die Versorgung des Menschen wären. In einer Presseverlautbarung der kanadischen Milcherzeuger heißt es beispielsweise, dass es für Menschen, die sich ohne Milch ernähren, sehr schwierig sei, ihren Kalziumbedarf zu decken: „Einer der Gründe hierfür ist, dass es [das Kalzium aus Pflanzenkost (Anm. des Verf.)] biologisch nicht so leicht verfügbar gemacht werden kann. Das Verdauungssystem nimmt das in vielen Früchten, Gemüsen und Hülsenfrüchten enthaltene Kalzium nur schwer auf."
Genau das Gegenteil ist aber in Wirklichkeit der Fall (Genaueres auch im Kapitel über Kalzium). Die Fachzeitschrift *American Journal of Clinical Nutrition* veröffentlichte eine wissenschaftliche Untersuchung, nach der der menschliche Körper aus Rosenkohl fast 64 Prozent des verfügbaren Kalziums aufnimmt, aus Kuhmilch dagegen nur 32 Prozent. Isst man Brokkoli, liegt die Verwertung bei 53, bei Grünkohl noch bei 50 Prozent.

Sie sehen, die Ernährungsindustrie hat uns voll im Griff. Was uns aber gar nicht so gut bekommt. Denn nach neueren wissenschaftlichen Erkenntnissen machen uns die „Segnungen" der modernen westlichen Ernährung wie Milch und Milchprodukte, Fleisch und Wurst, Geflügel, Fisch und Eier mehr krank als gesund, mehr fett als schlank, mehr müde als wach.

Der US-Mediziner John A. McDougall sagt in seinem Buch *The Starch Solution* (sinngemäß: „Stärke ist die Lösung"): „In meinen 44 Jahren als praktizierender Arzt habe ich noch nie einen Patienten erlebt, der durch den Verzehr von Kartoffeln, Mais, Reis, Bohnen, Obst oder Gemüse krank geworden wäre. Mal abgesehen durch verdorbene oder mit Schadstoffen belastete Lebensmittel. [...] Was ich aber jeden Tag erlebe, sind schwere Erkrankungen, die auf tierische Nahrungsmittel zurückzuführen sind: Herzinfarkte, Schlaganfälle, Typ-2-Diabetes, Arthritis, Osteoporose und Krebs. Dabei kommt es überhaupt nicht darauf an, ob solche Nahrungsmittel von der Ernährungsindustrie geliefert werden, ob sie mit Chemie behandelt worden sind, ob sie von einem Biobauern stammen oder aus der eigenen Hobbyzucht. Denn alle tierischen Nahrungsmittel verursachen Krankheiten, wenn sie in Mengen gegessen werden, die der durchschnittlichen Ernährung in allen westlichen Industrieländern entsprechen." (Das Buch ist inzwischen auch in einer deutschen Übersetzung erschienen, ich beziehe mich jedoch in allen folgenden Zitaten auf die amerikanische Originalversion, die von mir selbst ins Deutsche übersetzt wurde.)

Der amerikanische Arzt Dr. Neal Barnard ist Vorsitzender des „Ärzte-Komitees für verantwortungsvolle Medizin". Von ihm als Verfechter einer modernen Ernährungsvorsorge und -therapie stammt der schwerwiegende Satz: „Die Fleischindustrie hat mehr Todesfälle verursacht als alle Kriege des 20. Jahrhunderts, alle Naturkatastrophen und alle Verkehrsunfälle zusammen!"

DER EIWEISSINFARKT

Infarkt. Das Wort hat's in sich. Darunter wird ja nicht nur speziell der Verschluss einer Herzkranzarterie verstanden, was zum Absterben von Teilen des Herzmuskels und in vielen Fällen zum Tod führen kann.
Infarkt ist auch ganz allgemein der Begriff für den Zelltod, der durch mangelnde Sauerstoffversorgung bewirkt wird. Der kann aber nicht nur im Herz passieren, sondern auch im Auge, in der Lunge, in der Niere, im Gehirn (Schlaganfall), in der Leber oder sogar im Rückenmark.
Im übertragenen Sinn verwende ich dieses Wort nun auch als Synonym für das partielle Absterben unserer Gesundheit durch mangelnde Nährstoffversorgung. Denn es ist ähnlich wie beim Herzinfarkt, bei dem zwar genügend Sauerstoff für einen gesunden Körper über die Lunge aufgenommen wird, der Sauerstoff aber wegen des Gefäßverschlusses nicht zum Herzmuskel gelangen kann: Es gibt zweifellos auch den Umstand, dass wir zwar mit dem Essen sehr viele Nährstoffe aufnehmen, dass diese aber nicht von unseren Organen verwertet werden können, weil sie schlicht und einfach nicht zu ihnen gelangen.
Dieses Problem hat schon vor einem halben Jahrhundert der Frankfurter Internist und Ernährungswissenschaftler Prof. Lothar Wendt erkannt und auch bewiesen. Neue Studien aus den vergangenen 20 Jahren haben nicht nur die Richtigkeit der Erkenntnisse von Prof. Wendt bestätigt, sondern darüber hinaus das erschreckende Ausmaß der Krankheiten erkennen lassen, die durch Ernährungsfehler in unseren westlichen Industrienationen entstehen. Man denke nur an den erwiesenen Zusammenhang zwischen unserer an tierischen Produkten so reichhaltigen Ernährung und Herzinfarkten, Schlaganfällen, Diabetes, Krebs, Arthritis und Altersdemenz wie Alzheimer oder Parkinson.
Immer mehr Beweise liegen heute vor, dass zu viel tierisches Eiweiß aus Fleisch und Wurst, aber ebenso solches aus Milch, Joghurt, Quark und Käse, aus Eiern und Fischprodukten die genannten Krankheiten in ei-

nem bisher unvorstellbaren Maße fördert. Dass es so ist, haben aktuelle Studien wie etwa die *China Study* des US-Ernährungswissenschaftlers T. Colin Campbell gezeigt. Auf welche Weise tierisches Eiweiß krank macht, hat hingegen ein anderer Mediziner schon vor mehr als 60 Jahren dargelegt. Ein Deutscher. Es war Prof. Lothar Wendt, der damals diesen Zusammenhang erforscht und publik gemacht hat – seine Erkenntnisse wurden und werden von Ärzten, Wissenschaftlern, Politikern und Krankenkassen bis heute ignoriert – mit den bekannten Folgen: Wer zu viel tierisches Eiweiß verzehrt, muss schwere Leiden erdulden, stirbt vor der Zeit an Herzinfarkt oder Schlaganfall, an den Folgen von Diabetes, von Krebs, multipler Sklerose oder Demenz. Die Ernährungspäpste dieser Welt versichern den Menschen, es genüge, mit Fetten und Zucker, Salz und Weißmehl möglichst sparsam umzugehen und sich mit viel Gemüse und Obst, magerem Fleisch, Fisch, Geflügel, Milchprodukten und Eiern zu ernähren – wobei Letztere allenfalls wegen des in ihnen enthaltenen Cholesterins in Misskredit geraten sind. Was solche Empfehlungen auf der ganzen Welt anrichten, erfahren wir aus den Statistiken über Todesursachen.

Prof. Lothar Wendt hatte jedenfalls schon zu seiner Zeit auf mehrere gravierende Fehler in der geltenden Lehre der Schulmedizin hingewiesen: So führte er den schon damals kolossalen Anstieg der Herzinfarkte entgegen der Lehrmeinung auf den steigenden Konsum von Fett und Kohlenhydraten zurück: „Der Fettverzehr ist in den letzten 30 Jahren gleich geblieben“, stellte Wendt in den 70er-Jahren fest. „Nach den Erhebungen des Statistischen Landesamtes Wiesbaden, der WHO (World Health Organisation) und anderer Behörden ist nur der Verzehr tierischen Eiweißes angestiegen – und zwar um das Zehnfache.“ Der Beziehungsfaktor zu der Todeskurve der Herzinfarkte sei demnach nicht das Fett, sondern das tierische Eiweiß. Die Zahl der Herzinfarkte war übrigens von 1946 bis 1978 bereits um das Zwanzigfache gestiegen.

Der zweite Fehler, den Wendt aufs Korn nahm, war die Behauptung, dass Fettzellen die einzigen Speicher einer Überernährung darstellen. Zu viel Fett und zu viele Kohlenhydrate würden danach in Fettpolster umgewandelt und stellten somit das Risiko für Krankheitsfolgen einer Überernährung dar. Denn Säugetier und Mensch besäßen keinen Speicher für überschüssiges Eiweiß. Dieses werde entweder restlos verbrannt oder über den sogenannten Harnstoffzyklus „entsorgt".

Falsch, sagte Prof. Lothar Wendt. Bei einem Eiweißüberschuss in der Ernährung werden Proteindepots in dem Bindegewebe des Körpers und in den feinsten Blutgefäßen, den sogenannten Kapillaren, angelegt. Beide Systeme haben zusammen eine äußerst wichtige Aufgabe: Sie versorgen unsere Organe aus dem Blutstrom heraus mit allen lebenswichtigen Nährstoffen. Jene Eiweißdepots, die Wendt seinerzeit auch fotografisch nachweisen konnte, sind eine geniale Einrichtung der Natur. Sie stellen eine wichtige Reserve des Organismus dar, etwa für harte Winter oder andere Hungerszeiten. Werden diese Reserven jedoch niemals abgerufen, sondern vielmehr durch übermäßigen Eiweißverzehr immer weiter aufgestockt, hat das katastrophale Folgen.

Die feinsten Blutgefäße werden immer enger und die Hüllen der Zellen im Bindegewebe, die alle wichtigen Nährstoffe an unsere Organe weitergeben sollen, verstopfen und verkleben durch die Eiweißablagerungen immer mehr. Die Durchlässigkeit für Nährstoffe lässt nach, die Organe bleiben unterversorgt, während diesseits dieser Hindernisse ein Überangebot an Nährstoffen herrscht. So kommt es zum berühmten Mangel im Überfluss.

Es ist genau umgekehrt wie beim Märchen vom Schlaraffenland, dessen Besucher sich durch einen kaum bezwingbaren Wall von Reisbrei futtern müssen, um an die umherfliegenden gebratenen Enten, die Flüsse aus Milch und Honig, die Rosinenkuchen und Schweinebraten zu gelangen. Der Wall von Eiweißmolekülen im Bindegewebe und in den Kapillargefäßen verhindert, dass die hungernden Organe mit der reichlich vorhandenen Nahrung versorgt werden. Diese wird stattdessen auf die Fettdepots gepackt. Das hat natürlich Auswirkungen, und nicht allein auf die Organe, die verständlicherweise nach Nährstoffen schreien, was beim Menschen allenfalls unerklärliche Hungerattacken, logischerweise dann auch die weitere Zufuhr von Nahrung und folglich einen weiteren Eiweißüberschuss hervorruft. Da sich die Nährstoffe vor dem wachsenden Eiweißpanzer des Bindegewebes und der zunehmend verstopften Kapillaren stauen, erhöht sich der Blutdruck. Nicht genug: Wird weiteres Eiweiß nachgeliefert, versucht der Organismus, dieses in die Zellwände der Kapillaren, später auch rückwärts wirkend in die der großen Arterien einzubauen, um Linderung zu finden. „Das ist der Beginn der Arteriosklerose", stellte Prof. Wendt fest.

Die Folge können Mangelerscheinungen an den Organen, aber auch Überflusskrankheiten, eben Herzinfarkt, Schlaganfall, Rheuma, Zucker- und Fettstoffwechselstörungen sein. Hohes Cholesterin, Nierenkrankheiten, auch sogenannte Autoimmunkrankheiten wie Gelenkentzündungen (Arthritis) oder multiple Sklerose können auftreten.

Als Rezept gegen die Eiweißkrankheiten empfiehlt Wendt, regelmäßig oder dauerhaft „Eiweißfasten" zu betreiben, um die blockierenden Eiweißpanzer abzubauen und Blutgefäße ebenso wie Bindegewebe wieder optimal durchlässig für alle Nährstoffe werden zu lassen. Eiweißfasten bedeutet den Verzicht auf alle tierischen Eiweißquellen, auf Fleisch, Wurst, Milch, Käse, Joghurt, Fisch und Eier. Für die ersten vier Wochen des Eiweißfastens empfiehlt Wendt, vorsichtshalber auch alle stark eiweißhaltigen pflanzlichen Nahrungsmittel einzuschränken, also etwa Hülsenfrüchte wie Bohnen, Linsen, Erbsen, Kichererbsen, Nüsse und Sojaprodukte.

Normalerweise droht von pflanzlichen Eiweißquellen keine Gefahr eines Eiweißüberschusses – jedoch wenn es um die Behebung von bereits bestehenden Mangel- oder Krankheitszuständen geht, ist es angebracht, so schnell und so umfassend wie möglich Abhilfe zu schaffen. Pflanzliches Eiweiß ist deshalb nicht problematisch, weil praktisch jeder Gemüsesorte mindestens ein bestimmter Eiweißbaustein (Aminosäure) fehlt. „Tierisches Eiweiß wie Quark, Käse, Fisch oder Fleisch ist in seinem Aminosäurespektrum dem menschlichen Eiweiß vergleichbar", erklärt Wendt. „Das bedeutet, dass es nach dem Zerlegen in seine Aminosäurebestandteile restlos zu menschlichem Protein umgewandelt werden kann." Durch Kombination verschiedener pflanzlicher Nahrungsmittel kann sich jedoch auch ein Vegetarier oder Veganer eiweißvollwertig ernähren. „Eine Eiweißspeicherüberfüllung ist bei pflanzlicher Eiweißernährung nicht zu erwarten."

DER GESUNDE DICKE

Wendt führt in seiner wissenschaftlichen Begründung dieser Krankheiten auch den Fall eines Patienten an, dem er durch Eiweißfasten innerhalb von drei Monaten erstaunlich gut hatte helfen können. Der 52-Jährige wog zu Beginn der Behandlung 111 Kilo (bei einer Körpergröße von 1,82 Metern), hatte einen extrem hohen Blutdruck von 190 : 115 (Normalwert 120 : 80), einen Blutzuckerwert von 222 eine Stunde nach der Mahlzeit (Normalwert kleiner als 140) und einen katastrophalen Gesamtcholesterinwert von 320 (Durchschnittswert deutscher Männer 235; wünschenswert wäre ein Wert unter 150).
Nach drei Monaten hatte der Mann, der sich bei striktem Eiweißverbot ansonsten immer satt essen durfte, 13 Kilo Gewicht verloren, der Blutdruck war auf 140 : 90, der Cholesterinwert auf 220 und der Blutzucker auf 112 (eine Stunde nach der Mahlzeit) gesunken. „Wir hatten also nach drei Monaten einen gesunden Dicken vor uns, der bewiesen hatte, dass es beim therapeutischen Abnehmen nicht auf die Kohlenhydrate und Fette ankommt, die er ohne Beschränkung zu sich nahm, sondern allein auf die Eiweiße", konnte Wendt zufrieden feststellen.

2. KAPITEL

WIR FRESSEN UNS NOCH ZU TODE

„Unsere Nahrungsmittel sollten unsere Heilmittel, unsere Heilmittel unsere Nahrungsmittel sein."

Hippokrates

Bill Clinton wachte an einem Morgen im Februar 2010 schweißgebadet auf. Der frühere US-Präsident spürte einen beängstigenden Druck in der Brust und fühlte sich unendlich müde. Sein Herzspezialist brachte ihn sofort ins Krankenhaus, wo er einer Notfalloperation unterzogen wurde. Ihm wurden zwei Stents in fast komplett verschlossene Herzkranzgefäße eingesetzt. Bei einer anschließenden Pressekonferenz beschwichtigten die Ärzte die Öffentlichkeit: Das alles sei völlig normal.

„Ja, das ist tatsächlich völlig normal", wetterte der Herzspezialist Dr. Dean Ornish kurz darauf am Telefon, als er Bill Clinton in der Klinik anrief. „Weil sich nämlich Narren wie du nicht so ernähren, wie sie es sollten."

Ornish konnte so respektlos mit dem früheren US-Präsidenten umgehen, weil er ihn seit den frühen 90er-Jahren kennt und mit ihm gut befreundet ist. First Lady Hillary Clinton hatte den Kardiologen damals nach Washington gebeten, um die Chefs des Weißen Hauses auf eine gesündere Ernährung umzustellen. Also auch den Präsidenten, der bekannt dafür war, dass er sich gern ungesund ernährte. Er war nicht nur scharf auf Steaks und Burger, Spareribs, Pizzas und frittierten Fisch in Maismehlpanade. Es ist auch bekannt, dass er beim Joggen mit seinen

Leibwächtern vom Secret Service gerne mal Abstecher zu McDonald's machte und auf die Schnelle einen großen Burger verschlang.
Damit ist es nun vorbei. Ein für alle Mal, behauptet Clinton. Jetzt ist er Ende 60, 15 Kilo leichter als noch vor zwei Jahren und fühlt sich wieder gesund und munter. Mit Herzproblemen hatte er nämlich seit vielen Jahren zu schaffen gehabt. Schon 2004 war ihm ein vierfacher Bypass gelegt worden.

2004: Das war für Bill Clinton ein ganz spezielles Jahr. Denn ausgerechnet in jener Zeit hatte Clinton schon einmal drastisch abgenommen – mehr als 16 Kilo. Mit der sogenannten *South-Beach-Diät*, die von dem amerikanischen Arzt Arthur Agatston für dessen herzkranke Patienten entwickelt worden war, und die zu den Low-Carb-Methoden zählt. Diese Methode, die aus der Atkins-Diät abgeleitet ist, erlaubt einen hohen Anteil an Fett und tierischem Eiweiß, verbietet aber vor allem in der Anfangsphase alle komplexen Kohlenhydrate wie Kartoffeln, Nudeln, Reis und besonders süßes Obst. Der gleichzeitige Verzicht auf Hülsenfrüchte und Vollkornprodukte führt zu einem Defizit an Ballaststoffen. Der hohe Fett- und Eiweißanteil der Diät ist wissenschaftlich höchst umstritten.

Einem der Begründer solcher Diäten, dem französischen Arzt Pierre Dukan *(Die Dukan-Diät)*, ist sogar von der französischen Ärztekammer vor zwei Jahren mit dem Vorwurf der „Geschäftemacherei" seine Zulassung entzogen worden. Außerdem musste er einem früheren Patienten als Entschädigung einen höheren Geldbetrag wegen Verstoßes gegen ethische Prinzipien bezahlen. Die Low-Carb-Diät nach Dukan verbietet beispielsweise Kohlenhydrate wie Brot, Kartoffeln, Nudeln oder Reis, empfiehlt dafür aber Unmengen an tierischem und pflanzlichem Eiweiß. Bei Bill Clinton hat eine eiweißlastige Diät damals jedenfalls nicht zum Verschwinden der Arteriosklerose geführt. Kein Wunder, meint T. Colin Campbell in seinem Buch *China Study*. Bei der Gelegenheit erinnert er auch an eine Protein-Modediät der 70er-Jahre, bei der das eigentliche Essen durch ein eiweißhaltiges Getränk ersetzt wurde. Campbell: „Innerhalb kurzer Zeit verstarben während dieser Diät beinahe sechzig Frauen". Und: „In jüngster Zeit wenden Millionen Menschen eine protein- und fettreiche Diät an, die auf Büchern wie *Dr.-Atkins-Diät, Protein Power* oder *South-Beach-Diät* basiert. Es gibt immer mehr Belege, dass diese modernen Proteindiäten fortlaufend zu einer Vielzahl gefährlicher Gesundheitsstörungen führen."

Auch Expräsident Clinton hat inzwischen Campbells *China Study* gelesen. Außerdem noch zwei Bücher, die exakt in die gleiche Richtung weisen: Dr. Dean Ornishs *Revolution in der Herztherapie* und *Essen gegen Herzinfarkt* von Dr. Caldwell B. Esselstyn. Jetzt bekennt Clinton: „Ich habe damit aufgehört, Fleisch, Käse, Milch und sogar Fisch zu essen. Ich esse auch überhaupt keine Milchprodukte mehr. Ich entschied mich für diese Ernährung, um die Chance auf mein langfristiges Überleben zu maximieren."

Und so rät der Expräsident allen, die Herz-Kreislauf-Krankheiten haben (oder die erst gar keine bekommen wollen), zu einer Ernährung, die man vegan nennen könnte, weil sie in erster Linie aus Hülsenfrüchten, Gemüsen und Früchten besteht. Auch pflanzliches Protein aus Soja oder Weizen (Seitan) werden empfohlen.

Campbell aber nennt seine Ernährungsempfehlung ganz bewusst nicht „vegetarisch" oder „vegan". Er nennt seine Methode lieber „pflanzenbasierte Ernährung" oder kurz PBE. Er möchte sich damit von allen ideologischen Strömungen absetzen. Das hat den Grund in seinem Werdegang als Wissenschaftler: „Ich interessiere mich mehr für die Beschreibung der erstaunlichen Auswirkungen einer solchen Ernährungsweise und ihrer wissenschaftlichen Bestätigung als für die damit verbundenen persönlichen oder philosophischen Ideologien, so anerkennenswert diese auch sein mögen."

STERBEN AUF RATEN?

Ich kann T. Colin Campbell da nur beipflichten. Denn auch ich möchte meinen Lesern vor allem die Möglichkeit näherbringen, ein erfülltes Leben zu haben und gesund alt zu werden. Keiner von uns möchte ewig leben. Aber mich erschreckt andererseits die Aussicht, über 20 Jahre hinweg immer hilfloser zu werden und gleichsam auf Raten zu sterben. Genau das hat Bill Clinton gemeint, als er von seinen Chancen auf ein langfristiges Überleben redete. Allerdings passieren ihm bei seiner Ernährung gelegentlich Ausrutscher. Aber er wird von seinen Gesundheitshütern mit Argusaugen beobachtet. Als Dr. Esselstyn ihn beispielsweise auf einem Pressefoto ein Brötchen aus Weißmehl essen sah, schickte der Kardiologe ihm eine scharfe Warnung: „Ich möchte Sie noch einmal daran erinnern, dass ich eine Menge Veganer wegen Herzkrankheiten behandelt habe."

Es ist eben eine Tatsache, dass eine pflanzliche Ernährung nicht automatisch gesund ist, nur weil Menschen tierische Produkte weglassen. Gemieden werden müssen eben auch Weißmehlprodukte, Süßigkeiten, raffinierter Zucker und übermäßig viel Fett oder Öl.

3\. KAPITEL

WENN ESSEN UNS UMBRINGT

„Krankheiten überfallen den Menschen nicht wie ein Blitz aus heiterem Himmel, sondern sind die Folgen fortgesetzter Fehler wider die Natur."

Hippokrates

Gibt es den vollständig gesunden Menschen eigentlich? In Thomas Manns *Zauberberg* erklärt Dr. Krokowski dem erstaunten Hans Castorp auf dessen Erklärung, er sei glücklicherweise „ganz gesund": „Dann sind Sie eine höchst studierenswerte Erscheinung. Denn ein ganz gesunder Mensch ist mir noch nicht vorgekommen."

In diesem Buch hier finden Sie aber alle Anregungen, die Sie für ein Annähern an das Optimum der Gesundheit benötigen. Und zugleich auch die erstaunlichen Geschichten von Patienten, Ärzten und Wissenschaftlern, die den Weg zur pflanzlichen Ernährung gefunden, befolgt und ausschließlich davon profitiert haben.

VOM SCHLAGANFALLPATIENT ZUM HEILER

Da gibt es zum Beispiel die Geschichte des 1947 geborenen amerikanischen Internisten John A. McDougall, nach dessen Ernährungsprogrammen sich heute weltweit Hunderttausende von Menschen gesund erhalten. McDougall hatte nie zuvor an ein Medizinstudium gedacht, als er mit 18 Jahren einen schweren Schlaganfall erlitt, der für zwei Wochen seine linke Körperhälfte komplett lähmte. Bis heute hinkt er noch, obwohl er

körperlich topfit ist – als Folge jenes Schlaganfalls. Im Krankenhaus stellte er damals jedem seiner Ärzte diese drei Fragen:
1. Was hat zu dem Schlaganfall geführt?
2. Wie können Sie mir jetzt helfen?
3. Wann kann ich wieder nach Hause?
Jeder Mediziner, den er fragte, zuckte nur mit den Schultern und verließ das Krankenzimmer wieder.
„So viel hätte ich eigentlich auch selbst gekonnt", sagte sich McDougall. Er kehrte dem Krankenhaus entgegen dem Rat seiner Ärzte den Rücken. Und studierte dann Medizin.
Seine weitere Geschichte ähnelt übrigens der aller heutigen Vertreter einer gesunden, heilenden, betont oder vollkommen pflanzlichen Ernährung. Ihre Erkenntnisse beruhen zu einem Teil zwar nicht auf sogenannten wissenschaftlichen Beweisen, aber dafür auf Schlussfolgerungen, auf Vergleichen und Statistiken, die eher dem Begriff „an Sicherheit grenzende Wahrscheinlichkeit" nahekommen. Diese Erkenntnisse aber legen jedem von uns zwingend nahe, sich von den herkömmlichen amtlichen Ernährungsempfehlungen zu verabschieden, die ein, wie es heißt, „ausgewogenes Verhältnis von Milchprodukten, möglichst fettarmen Fleischsorten, Kaltwasserfischen, Getreideprodukten, Obst und Gemüse" anraten – was immer ein ausgewogenes Verhältnis auch sein mag.

WIE MILCH DEN KREBS WACHSEN LÄSST

T. Colin Campbell, der Verfasser der *China Study*, hatte nicht nur Anhaltspunkte, sondern nach Tierversuchen sogar unumstößliche wissenschaftliche Beweise für die Gefährlichkeit des Verzehrs von Milch und Milchprodukten gefunden. Er war zunächst auf eine indische Studie gestoßen, die nachwies, dass Ratten unter der Beigabe von Krebs auslösenden Stoffen (in diesem Fall das gefürchtete Schimmelgift Aflatoxin) ausnahmslos Krebs entwickelten, wenn sie mit einer Kost gefüttert wurden, die rund 20 Prozent Milcheiweiß (Kasein) enthielt. 20 Prozent sind nur geringfügig höher als der Anteil von tierischem Eiweiß, den der Durchschnittsamerikaner täglich zu sich nimmt, nämlich 15 bis 17 Prozent. Und viele liegen mit ihrem Verzehr an tierischem Eiweiß noch weit darüber.

Das Unglaubliche an jener Studie war aber, dass Tiere, die neben dem Krebsgift Aflatoxin nur 5 Prozent Milcheiweiß erhielten, ebenso ausnahmslos vom Krebs verschont blieben wie die hochprozentig mit tierischem Eiweiß gefütterten Tiere allesamt Leberkrebs oder dessen Vorstufen entwickelten. Das Verhältnis der Erkrankungsraten blieb bei 100 zu 0 Prozent – und bei den 0 Prozent blieb es bei der 5-Prozent-Diät selbst dann, wenn die Zufuhr von Krebsgift in der Nahrung immer weiter erhöht wurde. Umgekehrt blieb es mit dem hohen Nahrungsanteil von 20 Prozent Milcheiweiß auch dann bei 100 Prozent erkrankten Tieren, wenn die Menge an Krebsgift immer weiter verringert wurde.

Milch und Krebs? Das konnte einfach nicht sein. Das stellte die Welt der Ernährung auf den Kopf. Das stellte die Welt von Campbell auf den Kopf, der auf einer Milchfarm aufgewachsen war und dort die Produkte der eigenen Familie – nämlich Milch, Fleisch, Eier und Speck – für die gesündeste Nahrung hielt, die der Mensch zu sich nehmen konnte. Campbell hatte ursprünglich Ernährungsmedizin deshalb studiert, weil er damit erreichen wollte, dass auf der elterlichen Farm noch mehr und bessere Qualitäten der vermeintlich gesündesten Lebensmittel wie Milch, Fleisch, Eier und Geflügel produziert werden könnten.

Aber das war weit vor der Entdeckung der indischen Krebsstudie gewesen … Diese ließ ihn nicht mehr los. Und so wiederholte Campbell in den USA einige Zeit später unter der Obhut der Universität und der US-Regierung das gleiche Experiment mit Ratten – und sogar um einiges umfangreicher, als dies die indischen Wissenschaftler getan hatten. Ratten waren besonders gut geeignet, weil sie als Allesfresser einen ganz ähnlichen Stoffwechsel haben wie Menschen und deshalb auch eine fast identische Nahrungszusammensetzung brauchen. Das Ergebnis der neuen Studie glich erstaunlicherweise dem der indischen Untersuchung aufs Haar: „Wir waren in der Lage, allein durch die Veränderung des Eiweißanteils der Nahrung den Krebs an- und abzuschalten wie mit dem Schalter an einer Lampe", sagt Campbell.

In der *China Study* hatte Campbell später die Möglichkeit, die Zusammenhänge zwischen Ernährung und Krankheiten im städtischen und ländlichen China auszuwerten. Dadurch ergaben sich jene an Sicherheit grenzenden Wahrscheinlichkeitsbeobachtungen: Nämlich die, dass die Ernährung bei Menschen genau die gleiche Auswirkung hat wie bei den Ratten (mehr zur *China Study* ab Seite 38).

MEIN ESSEN WAR AUF DEM BESTEN WEG, MICH UMZUBRINGEN

„Unser Wohlstand hat uns unsere Gesundheit geraubt", stellt John A. McDougall fest. Er hatte eine andere Kindheit durchlebt als T. Colin Campbell.

Die Eltern von John McDougall hatten in den 30er-Jahren finanziell sehr unter der damaligen Weltwirtschaftskrise gelitten und sich durch den Verzehr von damals als minderwertig angesehenen Nahrungsmitteln wie Bohnen, Mais, Kohl, Erbsen, Kohlrüben, Zwiebeln, Kartoffeln und Brot über die mageren Jahre gerettet. McDougalls Mutter tat deshalb einen Schwur: Ihre Kinder sollten immer die besten Nahrungsmittel erhalten, die man mit Geld überhaupt kaufen konnte.

„Ich wuchs auf, indem ich Eier mit Speck zum Frühstück aß, mittags Sandwiches vollgepackt mit Fleisch und Mayonnaise und zum Abendessen thronten Rinderbraten, Schweineschinken oder Brathähnchen in der Mitte des Esstisches. Alle Mahlzeiten wurden mit großen Gläsern Milch hinuntergespült." Und was war mit stärke- und vitaminreichen Lebens-

mitteln wie Kartoffeln, Möhren, Tomaten oder Kohlgemüse? „Das waren bestenfalls Beilagen", erinnert sich McDougall. „Und grundsätzlich mit geschmolzener Butter übergossen."
So hatte John McDougall bereits mit 18 seinen erwähnten schweren Schlaganfall. „Ich machte mir das damals noch nicht bewusst", sagt McDougall heute. „Aber die besten Nahrungsmittel, die man mit Geld kaufen konnte, waren im Begriff, mich umzubringen." Dabei hätten ihn bestimmte Anzeichen warnen sollen. Tag für Tag litt er unter Magenbeschwerden und Verstopfung. „Jede Erkältung und jede Grippe, die in der Stadt umgingen, erwischten mich", erinnert er sich. „Als ich sieben war, wurden meine Mandeln herausoperiert. In der Schule war ich stets der Klassenletzte. Mein Gesicht war übersät mit Akne."
Als ihn der Schlaganfall traf, dachten weder er noch seine Ärzte daran, dass dies etwas mit seiner Ernährung zu tun haben könnte. Also ernährte sich McDougall erst einmal so weiter wie bisher. Mit Anfang 20 hatte er bereits mehr als 20 Kilo Übergewicht.

„Ich gebe meiner Mutter nicht die Schuld", betont er. „Sie tischte uns die besten Nahrungsmittel auf, die sie nach den offiziellen Ratschlägen der damaligen Zeit überhaupt kaufen konnte. Wer hätte denn wissen sollen, dass gerade diese Ratschläge durch die Fleisch und Milch verarbeitende Industrie geprägt waren, die nicht müde wurden, Eiweiß und Kalzium als die lebenswichtigsten Bestandteile unserer Nahrung zu propagieren?"

ICH SEHE, WIE ES MENSCHEN IMMER BESSER GEHT

Schuld an dem Ernährungsdesaster ist auch für die Naturheilärztin Pam Popper aus Ohio (geboren 1956) nicht eine einzelne Person oder ein bestimmter Politiker, Wissenschaftler oder Mediziner, sondern in erster Linie die Unwissenheit der Menschen. Pam Popper selbst ist der lebende Beweis. Denn bis sie fast 40 Jahre alt war, aß die frühere Verkäuferin schlicht und einfach, worauf sie gerade Appetit hatte. Bis zu ihrem 28. Lebensjahr rauchte sie zudem täglich bis zu 80 Zigaretten. Vor zwei Jahrzehnten aber las sie ein Buch von John McDougall, das ihr eine Freundin geschenkt hatte. Erst da gingen ihr die Augen auf: „Ich dachte immer, ich sei eine kluge Person und wüsste eine Menge, aber in Wirklichkeit hatte ich absolut keine Ahnung", gesteht sie.

Das Buch von McDougall war der Wendepunkt in ihrem Leben. Gesundheit und Ernährung – das sollten ihre künftigen Themen sein. Sie wurde Ärztin für Naturheilverfahren und Geschäftsführerin eines Forums, das sowohl Einzelpersonen als auch große Firmen über gesunde Ernährung berät. Inzwischen ist sie auch Dozentin bei den Online-Ernährungskursen, die Prof. T. Colin Campbell ins Leben gerufen hat. Außerdem betreibt sie in ihrer Heimatstadt Ohio eine Praxis für Ernährungsberatung. So kommt sie direkt mit den Menschen in Kontakt, denen sie helfen möchte. „Angestellte im Medizinwesen bekommen normalerweise nur die weniger glücklichen Tage ihrer Patienten mit", sagt sie. „Aber ich sehe fast immer, wie es Menschen von Tag zu Tag besser geht."
Pam Popper hat erfahren, dass Menschen sehr wohl bereit sind, ihre Ernährungsweise zu verändern, sofern sie nur wirklich gut und schlüssig über die Zusammenhänge zwischen Lebensstil und Krankheit informiert werden. Bei den meisten Ärzten herrscht einfach Unwissenheit über die Beziehung zwischen Herz-Kreislauf-Erkrankungen, Krebs und Ernährung. „Die Ärzte sagen ihren Patienten, dass ihr Cholesterinwert zu hoch ist und dass sie dagegen Medikamente wie Cholesterinsenker einnehmen müssen", kritisiert Pam Popper. „Wir dagegen sagen den Patienten, dass sie natürlich Medikamente einnehmen können, dass diese aber auch unangenehme Nebenwirkungen haben. Oder dass sie alternativ ihre Ernährung umstellen könnten, was keine Nebenwirkungen hätte, kein zusätzliches Geld kosten würde und sie vor einem Schlaganfall oder einem Herzinfarkt schützen könnte."

Wenn Menschen auf solche Weise informiert werden, sind sie nach Poppers Erfahrungen auch bereit, ihr Leben zu verändern. Und wenn sie das konsequent tun, verbessert sich ihr Gesundheitszustand auch schnell. „Unsere Patienten sagen, dass sie keinen Käse, keine Kekse und keinen Kuchen mehr mögen", hat Pam Popper jetzt schon Hunderte von Malen erfahren. „Ein Zurück zu schlechten Lebensmitteln bedeutet nämlich für sie auch ein Zurück zur Einnahme von Medikamenten oder sogar zum Krankenhausaufenthalt. Da sind und bleiben sie lieber gesund."

AM RAND DES GRABES

Gesund bleiben durch richtige Ernährung: Dieses Rezept hat auch eine russische Ärztin befolgt, die leider nicht mehr unter uns weilt, weil sie im Alter von 93 Jahren gestorben ist. Aber sie hat eine Art Testament hinterlassen, in dem sie sich für eine heilsame, die Leistungsfähigkeit steigernde, Krankheiten verhütende Ernährungs- und Lebensweise einsetzt. Galina Schatalova, ursprünglich Nervenchirurgin, hat Bücher geschrieben, in denen sie ihre schier unglaublichen medizinischen Erfolge durch eine einfache, wenn auch radikale Umstellung der Lebensgewohnheiten schildert. Eines der Bücher heißt *Wir fressen uns zu Tode*. Wie alle Ärzte und Ernährungsexperten, die heute für eine neue Lebensweise eintreten, hat auch Galina Schatalova im Lauf ihres langen Lebens grundsätzlich umdenken müssen.

„In meiner Jugend habe ich wie die absolute Mehrheit meiner Ärztekollegen den Glauben geteilt, dass Ernährung nichts anderes ist als das Aneignen von Stoffen, welche der Organismus braucht, um die verbrauchte Energie zu ersetzen und die Gewebe zu erneuern und aufzubauen", berichtet sie. „Aber während des Krieges keimten mir erstmals Zweifel an der Wahrhaftigkeit dieser Theorie."

Galina Schatalova musste damals als Feldchirurgin schwerste Verwundungen bei Frontsoldaten versorgen: „Man musste sehr schnell herausfinden, wie man dem Menschen helfen konnte und welche Naturkräfte man ihm dabei zu Hilfe rufen konnte. Damals kam mir auch zum ersten Mal der Gedanke, Lebensmittel als Heilmittel zu verwenden. Ich begann, die Vorzüge der vegetarischen Kost zu verstehen, und in mir entstand schrittweise die Vorstellung einer heilkräftigen Ernährung, welche die heilenden Eigenschaften von Nahrungsmitteln, die ihre biologischen Eigenschaften bewahrt haben, bewusst ausnutzt."

So ergänzte sie die Lebensmittelrationen durch frisch zubereitete Gemüse- und Obstsäfte und wendete immer mehr natürliche Heilverfahren an. „Selbst in den schwersten Fällen von Gasbrand an den Gliedmaßen und sogar bei Verletzungen, bei denen Tetanus Komplikationen hervorrief, erzielte ich positive Ergebnisse."

Nach dem Krieg übertrug sie jene Erfahrungen auch auf ihr Institut für Neurochirurgie, wo bei Patienten nach Gehirnoperationen immer die Gefahr eines lebensbedrohlichen Gehirnödems bestand. Und schließlich heilte sie auch Patienten mit chronischen Krankheiten.

Wie zum Beispiel eine Ozeanologin namens Svetlana Kruglikova, die bereits mit 45 Jahren todkrank war: Sie litt unter asthmatischer Bronchitis und unter einer schweren Störung der Knochenbildung, Osteochondrose genannt. Außerdem quälten sie eine Entzündung der Bauchspeicheldrüse, Magengeschwüre, eine Gürtelrose, Bluthochdruck, Entzündungen der Magenschleimhaut und des Dickdarms. Weil sie deswegen zu viele Medikamente einnahm, gesellte sich auch noch eine Medikamentenallergie dazu, und schließlich wurde eine rasch wachsende Geschwulst in der Bauchhöhle festgestellt, die eigentlich sofort hätte operiert werden müssen – aber das hätte Svetlana Kruglikova nicht überlebt. Die Chirurgen baten deshalb Galina Schatalova, die Patientin so weit zu kräftigen, dass man sie operieren könne.

„Meine Empfehlungen waren einfach", berichtet Schatalova. „Keine Medikamente, in welcher Form auch immer, kein Fleisch, kein Fisch, kein Salz, kein Zucker, kein Brot, keine Butter, keine Süßigkeiten."

„Und was blieb dann überhaupt noch?", werden Sie fragen. Eine ganze Menge: möglichst naturbelassenes Getreide, Gemüse, Obst, Hülsenfrüchte, Beeren, Samen und Nüsse sowie Honig. „Die Übergangsphase kann dann einige Wochen oder auch Monate in Anspruch nehmen", so Schatalova.

Bei der Ozeanologin dauerte es nicht allzu lange. Ihr waren außer der Ernährungsumstellung auch täglich zwei Stunden Sport (Gymnastik oder Laufen beziehungsweise strammes Gehen) sowie Abhärtungsübungen verordnet worden. „Sie erfüllte bedingungslos alle Vorschriften", erinnert sich Galina Schatalova. „Nach eineinhalb bis zwei Monaten veränderte sich ihr Befinden grundlegend. Die Krankheitssymptome verschwanden nach und nach und die Geschwulst begann, sich zu verkleinern, sodass die Operation überflüssig wurde."

Svetlana Kruglikova hat danach ihre Chirurgen nicht mehr aufgesucht. Stattdessen nahm sie in bester Gesundheit an Monaten dauernden ozeanischen Expeditionen teil. „Es kam vor, dass die komplette Mannschaft erkältet war, aber ihr ging es blendend", sagt Galina Schatalova.

EISCREME BIS ZUM ABWINKEN

Ausnahmsweise ist John Robbins, der auch das beachtenswerte Buch *Food Revolution* schrieb, kein Arzt, sondern vielmehr ein Autodidakt in Sachen Ernährung. Sein Vater, Irv Robbins, war Gründer und langjähriger Besitzer eines riesigen Eisdielen-Franchiseunternehmens. Im Amerika der 50er- und 60er-Jahre, lange bevor McDonald's und Burger King sich etablierten.

„Wir besaßen einen Swimmingpool, der wie eine Eiswaffel geformt war. Unsere Katzen wurden nach Eissorten benannt, und ich aß manchmal schon zum Frühstück Eis", erinnert sich John Robbins. Viele seiner Familienmitglieder hatten Gewichtsprobleme. Sein Onkel starb mit Anfang 50 an einem Herzinfarkt, sein Vater litt an Diabetes und Bluthochdruck.

Es war eine große Enttäuschung, als der einzige Sohn erklärte, er würde das Eisdielen-Imperium nicht übernehmen, sondern versuchen, „einen Beitrag zum Wohlbefinden und Glück anderer zu leisten".
Das fing mit freiwilliger Armut an. John Robbins zog mit seiner Frau auf eine kleine Insel vor der Küste von British Columbia, wo sie zehn Jahre lebten. „In manchen Jahren gaben wir insgesamt weniger als 1.000 Dollar aus", schreibt Robbins. „Aber ich erkannte, welchen Preis die in Nordamerika übliche Ernährung forderte." So schrieb er sein Buch *Ernährung für ein neues Jahrtausend*, hielt Vorträge, erhielt gewaltige Zustimmung: „Ich hätte nie gedacht, dass mir 75.000 Menschen Briefe schreiben würden", sagt er.
Er setzte sich für eine an den Programmen der Herzspezialisten Dean Ornish und Caldwell B. Esselstyn orientierte pflanzliche Ernährung ein, gepaart mit körperlicher Bewegung und Entspannung. Und dies zu einer Zeit, in der Herzinfarktpatienten in normalen Kliniken immer noch zum Frühstück Schinken, Eier und weißes Toastbrot mit Margarine und Marmelade bekamen.

John Robbins selbst hatte sich früher auch so ernährt, denn sein Großvater besaß einen Milch verarbeitenden Betrieb im Bundesstaat Washington im äußersten Nordwesten der Vereinigten Staaten. „So wie viele andere Kinder auch achtete ich darauf, täglich meine drei Gläser Milch zu trinken", erinnert er sich. „Außerdem habe ich keinen Tag vergehen lassen, ohne eine riesengroße Portion Eis zu vertilgen."
Damals hatte er sich nichts weiter dabei gedacht. Er war der Überzeugung, es sei normal, dass in seinem Zuhause die Uhren statt der Ziffern 1 bis 12 immer nur die 31 zeigten: So viele verschiedene Eiscreme-Sorten stellte die Eiskette Baskin-Robbins nämlich her. Erst nach dem Tod des Onkels war sich Robbins sicher, dass die gesättigten Fettsäuren und der Zucker in der Eiscreme mit zu dem frühen Tod beigetragen hatten. Er informierte sich umfassend und stieß auf erstaunliche Aussagen.

Etwa diese: „Wenn wir ein Nahrungsmittel auswählen müssten, das für den größten Schaden in der amerikanischen Ernährung verantwortlich ist, dann wäre Hackfleisch der aussichtsreichste Kandidat", stellte das US-Zentrum für Wissenschaft im Interesse der Verbraucher fest.

Immerhin wurde John Robbins nach dem Erscheinen von *Food Revolution*, seinem ersten Buch, von der Nahrungsmittelindustrie ernst genommen. Eine der größten Organisationen der Milchindustrie befasste sich mit ihm auf einer Sitzung: „Wir müssen irgendetwas wegen John Robbins unternehmen", hieß es im Protokoll. „Die Menschen hören ihm zu. Er sieht gut aus, ist wortgewandt, hat Charisma und ist glaubwürdig. Was sollen wir also tun? Wir wollen nicht, dass die Öffentlichkeit erfährt, was er zu sagen hat." Robbins: „Es wurde nicht gesagt, dass ich unwahres Zeug reden würde, sondern dass verhindert werden sollte, dass meine Botschaft an die Öffentlichkeit gelangt." (Zwei wichtige Erkenntnisse von Robbins finden Sie in Kapitel 14.)

WENN DIE KRANKHEIT REGIE FÜHRT

Die Ärztin Alona Pulde aus Kalifornien ist auch ein schönes Beispiel. Als sie 30 war und noch mitten im Medizinstudium steckte, starb ihr Vater an einem Herzinfarkt. Er war erst 55. „Mit meiner ganzen Ausbildung und all meinem Wissen verstand ich um alles in der Welt nicht, wie das geschehen konnte", sagt sie. Erst als sie sich mit der China Study und den Veröffentlichungen von McDougall und Esselstyn befasste (Letzterer begegnete uns auch schon bei den Berichten über Bill Clinton und John Robbins), wurden ihr die Zusammenhänge klar. Sie hatte schon zuvor zusätzlich zu ihrer ärztlichen Ausbildung aus Interesse an alternativen Heilmethoden ein Studium in Traditioneller Chinesischer Medizin (TCM) absolviert und schloss dann ihr Studium 2004 als Allgemeinmedizinerin ab.

Ernährungsmedizin ist das, was sie seither zusammen mit ihrem Ehemann, dem Arzt Matthew Lederman, hauptsächlich praktiziert. Und mit

Erfolg. Als die beiden in dem Film *Gabel statt Skalpell* über die gesundheitlichen Vorteile einer pflanzlichen Ernährung mitwirkten, nahmen sie gleich den Regisseur des Films, in dem auch Colin T. Campbell und Caldwell B. Esselstyn mitwirkten, in ihre Behandlung auf.

Es lag nahe, dass sich Regisseur und Drehbuchschreiber Lee Fulkerson von den Inhalten des Films beeindrucken ließ und als bis dahin bekennender „ungesunder Esser" auf eine überwiegend pflanzliche Kost umstieg.

Die Ergebnisse, die dabei in den 13 Wochen der Filmarbeit erzielt wurden, waren mehr als erstaunlich: Fulkerson verlor zunächst neun Kilo Gewicht. Sein Blutdruck, der anfangs 142 : 82 betragen hatte, sank auf 112 : 70. Der Ruhepuls nahm von ursprünglich 92 auf 60 Schläge pro Minute ab, das Gesamtcholesterin sank von 241 auf 154. Schließlich verringerte sich auch der Wert des sogenannten C-reaktiven Proteins (CRP) um mehr als die Hälfte von 6 auf 2,8. Das CRP ist ein Eiweißstoff, der immer dann auftritt, wenn eine Entzündung im Körper beginnt. In den USA werden erhöhte CRP-Werte als Anzeichen für Arteriosklerose und als ein Hinweis auf ein bestehendes Risiko für Herzinfarkt betrachtet.

Die beiden Ärzte aus Los Angeles, Alona Pulde und Matthew Lederman, betrachten solche Erfolge wie im Fall des Regisseurs Fulkerson als Beweis für das Funktionieren ihrer Ernährungsberatung. „Wenn Sie Ihre Ernährung nicht auf überwiegend vegane Kost umstellen, erhöhen Sie Ihr Krankheitsrisiko erheblich", sagen sie. „Einfach ausgedrückt: Sie sind häufiger krank und werden früher sterben. Sind es die üblichen Essgewohnheiten wirklich wert, dass man ihretwegen einen langsamen, schmerzhaften Tod durch Diabetes stirbt? Dass sich die motorischen Fähigkeiten durch Arthritis vermindern? Dass Darm-, Brust-, Prostatakrebs und andere Krebsarten immer weiter um sich greifen? Dass man einem tödlichen Herzinfarkt erliegt?"

Amerikanische Essgewohnheiten, die sich gar nicht so sehr von europäischen unterscheiden, sind nach Meinung dieser Ärzte ein Garant für ein langsames, schmerzvolles Sterben. „Oder Sie ziehen die Notbremse, schalten auf vollwertige, pflanzliche Kost um und halten den Zug mitten auf den Schienen an."

DIE ERNÄHRUNG VERÄNDERN – DAS LEBEN VERÄNDERN

Diese Erfahrung des Anhaltens mitten in voller Fahrt hat jedenfalls einer gemacht, der sagt: „Ändern Sie Ihre Ernährung und Sie verändern Ihr Leben!": Seit fast 30 Jahren ernährt sich Dr. Caldwell B. Esselstyn rein pflanzlich und rät dies auch allen seinen Patienten. Schon vor 20 Jahren hatte er erstmals seine langjährigen Forschungen über den Zusammenhang zwischen Herzinfarkt und Ernährung in einem Buch mit dem Titel *Essen gegen Herzinfarkt* niedergelegt.
Ursprünglich war er auf das Thema „Krankheit und Ernährung" als Chirurg an der Cleveland-Klinik in den USA gekommen. Dort war er Vorsitzender der Arbeitsgruppe Brustkrebs und hatte schon sehr viele Frauen mit diesem Krebs operieren müssen. Zu viele.
Damals beschloss Esselstyn, „die Zahl der Patientinnen zu verringern, statt einfach auf die nächsten zu warten". Und um diesem Ziel näher zu kommen, verfolgte er weltweit Studien über die Zusammenhänge zwischen Ernährung und Krankheit. So fand er heraus, dass in Bevölkerungsgruppen, die sich hauptsächlich pflanzlich ernährten, nur sehr selten Menschen an Krebs oder Herz-Kreislauf-Erkrankungen starben.
Aus dieser Erkenntnis heraus startete Esselstyn eine Langzeitstudie mit 24 Patienten aus der Herz-Kreislauf-Abteilung seiner Klinik in Cleveland. „Das waren Menschen, denen man im Prinzip geraten hatte, nach Hause zu gehen und sich auf den Tod vorzubereiten", erinnert er sich in dem Buch *Gabel statt Skalpell*. Aber statt diesen Patienten nur beim Sterben beizustehen, holte er sie ins Leben zurück. Mit einer pflanzlichen Diät. „Jeder Einzelne von ihnen, der sich strikt an die Diät hielt, lebte fortan ohne weitere Zwischenfälle durch die jeweilige Herzerkrankung."

Natürlich hat er eines gelernt: „Es braucht Zeit, bis die Menschen mitziehen. Aber es wird passieren." In diesem Sinne ist Esselstyn schon jetzt überzeugt, dass sich Herz-Kreislauf-Erkrankungen in Zukunft nicht mehr weiter verbreiten – oder gar überhaupt nicht mehr auftreten werden. Für ihn sind Herzinfarkte und Schlaganfälle heute schon „zahnlose Papiertiger", die bald keine Chance mehr haben werden.

Hoffen wir nur, dass er recht behält. Denn nach dem deutschen Bundesministerium für Bildung und Forschung sieht die Realität immer noch sehr düster aus: „Vier von zehn Todesfällen in Deutschland sind derzeit auf Herz-Kreislauf-Erkrankungen zurückzuführen." In anderen Industrienationen ist das ähnlich. Solche Zahlen schlagen sich natürlich auch in den Behandlungsstatistiken nieder: Acht der 20 im Jahr 2009 am häufigsten verordneten Medikamente waren Medikamente gegen Erkrankungen des Herz-Kreislauf-Systems – also mehr als ein Drittel!

Der Bluthochdruck ist die mit Abstand häufigste Herz-Kreislauf-Erkrankung. Etwa 20 Prozent aller Erwachsenen sind davon betroffen. Die Nummer zwei unter den Herz-Kreislauf-Erkrankungen ist die koronare Herzerkrankung, eine von mehreren Erscheinungsformen der „Arterienverkalkung" oder Arteriosklerose, die medizinisch häufig auch Atherosklerose genannt wird. Über drei Millionen Menschen in Deutschland sind davon betroffen. Etwa zwei Millionen weitere Deutsche leiden an chronischem Herzversagen oder Herzinsuffizienz, einer Erkrankung, bei der die Pumpleistung des Herzens immer weiter nachlässt. Was diese Statistik finanziell für Auswirkungen auf unser Gesundheitssystem hat, kann jeder unschwer erahnen.
Und auch deswegen kämpfen Mediziner und Wissenschaftler, die sich von unzähligen neueren Studien haben wachrütteln lassen, unverzagt für die Aufklärung der Menschheit, bringen ihr die Zusammenhänge zwischen Ernährung und Gesundheit ins Bewusstsein.

DER TOD IN ZAHLEN – 70 PROZENT STERBEN AN DEN FOLGEN FALSCHER ERNÄHRUNG

- Nach der Statistik der Todesfälle starben im Jahr 2012 in Deutschland insgesamt 870.000 Menschen.
- Herz-Kreislauf-Erkrankungen machen 349.740 (40,2 Prozent) davon aus. Etwa jeder siebte Tote (insgesamt 55.425) starb an einem tödlichen Herzinfarkt.
- Auf Krebskrankheiten entfielen 221.611 (25,5 Prozent) der Todesfälle – also insgesamt jeder Vierte. Angeführt werden diese bei Männern (38.859 Fälle) wie auch bei Frauen (31.259 Fälle) von Krebserkrankungen des Verdauungsapparates. Bei Frauen steht an zweiter Stelle der Ursachen Brustkrebs (17.148 Fälle), bei Männern das Atmungssystem (31.260 Fälle).
- Unfälle nehmen in der Statistik eine vergleichsweise niedrige Position ein: Nur etwas mehr als 0,4 Prozent (das sind 3.827) entfallen auf tödliche Verkehrsunfälle. Die Zahl der tödlich verlaufenen häuslichen Unfälle dagegen ist mit 8.158 nahezu zweieinhalbmal so hoch.
- Auf Ernährung und Stoffwechsel sind laut der offiziellen Statistik lediglich 30.605 der Todesfälle zurückzuführen. Das wären gerade mal 3,5 Prozent der gesamten Toten. Rechnet man jedoch – wie es neuerdings bestimmte US Mediziner tun – auch die Erkrankungen von Herz und Kreislauf, die Krebserkrankungen, Beschwerden der Verdauungs- und der Atmungsorgane überwiegend zu den ernährungsbedingten Folgen, dann wären bereits mehr als 70 Prozent aller Sterbefälle einer falschen Ernährung anzulasten.

4. KAPITEL

GEFAHR AUS DEM TIER

„Die wirksamste Medizin ist die natürliche Heilkraft, die im Inneren eines jeden von uns liegt."

Hippokrates

Er hat schon eine erstaunliche Verwandlung durchgemacht, der Verfasser der *China Study* Prof. T. Colin Campbell. Er wuchs als Sohn eines Milchfarmers auf einem nordamerikanischen Bauernhof auf. Für den jungen Mann war ein Frühstück aus Eiern mit Speck, Bratkartoffeln, Wurst, Schinken und mehreren Gläsern Milch der Inbegriff der Gesundheit. Während er studierte, widmete er mehrere Jahre seiner Doktorarbeit, in der er versuchte, „die Versorgung von qualitativ hochwertigem Protein mittels effizienter Züchtung von Rindern und Schafen zu verbessern, damit wir mehr davon konsumieren könnten", erinnert er sich. Aber die wissenschaftliche Realität hat ihn dann eines Besseren belehrt. Ich muss diese Geschichte erzählen, weil sie es war, die den Stein zum Rollen brachte, der wiederum eine Lawine ungekannten Ausmaßes in der Ernährungslehre auslöste. In der Wissenschaft nennt man so etwas einen „Paradigmenwechsel" – was gleichbedeutend ist mit dem Wandel der Rahmenbedingungen einer wissenschaftlichen Grundlage. Denn schließlich geht es um nichts mehr oder weniger, als die Richtigkeit einer Ernährung zu widerlegen, die sich schon seit ein paar Tausend Jahren gehalten hat.

„Sich bewährt hat", werden Traditionalisten jetzt vielleicht sagen. Die Jagd ist ein uralter Brauch. Auch im Märchen *Tischlein deck dich!* biegt sich das Tischlein unter der Last von Gesottenem und Gebratenem aus tierischen Produkten. Fleisch gilt als Inbegriff der Zivilisation. Als Marker des Wohlstands. Als Spender der menschlichen Kraft.

Aber von „Bewährung" kann kaum mehr die Rede sein, wenn Sie dieses Kapitel zu Ende gelesen haben. Denn die erschreckende Lawine rollt immer noch. Und das soll sie auch. So lange nämlich, bis wenigstens auch die gesamte Öffentlichkeit Notiz davon genommen hat.

Als Prof. Campbell mit seinen damals schon mehr als 40 Jahren als Wissenschaftler der Cornell-Universität auf die Philippinen geschickt wurde, glaubte er immer noch unverbrüchlich an die Segnungen des Proteins und des Fleischverzehrs. Er hatte den Auftrag, auf den Philippinen finanzierbare Rezepte gegen die offenkundig mangelnde Eiweißversorgung der Bevölkerung zu finden. Außerdem sollte er die Ursache aufspüren, weshalb so viele Kinder an Leberkrebs erkrankten – eine rätselhafte Tatsache, die aus der Ferne pauschal dem Mangel an tierischem Protein in der Ernährung dieser Kinder zugeschrieben wurde.

Die Ursache für die Krebserkrankungen war bald gefunden: Aflatoxin, ein Gift des Schimmels, der bevorzugt Mais und Erdnüsse befällt und das als eines der stärksten natürlich vorkommenden krebsauslösenden Gifte in Nahrungsmitteln gilt. Das Aflatoxin im Falle der Philippinen stammte, wie sich schnell herausstellte, teils aus Mais, teils aus der Erdnussbutter, die Kinder dort verzehrten.

Doch wie war Campbell schockiert, als er herausfand, dass der Krebs nicht in erster Linie die Kinder traf, deren Familien sich kein Fleisch leisten konnten. Es war genau umgekehrt: „Dass die betroffenen Kinder aus den wohlhabendsten Familien stammten. Die Familien mit dem meisten Geld aßen, wie wir annahmen, die gesündeste Kost." Nämlich eine, die der amerikanischen, fleischreichen Ernährung am meisten glich.

In den Folgejahren stellte sich auch in Campbells eigener Studie heraus, dass tierisches Eiweiß – in diesem Fall das Milchprotein Kasein – wie ein Brandbeschleuniger bei der Krebsentstehung und beim späteren

Krebswachstum wirkte. Das Kasein beeinflusste die Tätigkeit bestimmter Enzyme im Organismus und veranlasste so die Leberzellen zu unkontrollierter Teilung. Bei einer Ernährung, die nur wenig (nämlich rund 5 Prozent) tierisches Protein enthielt, wurde wegen der geringeren Enzymtätigkeit auch weniger Krebsgift in die Zellen geschleust, und die Zellvermehrung ging folglich langsamer vonstatten. Auch die weitere Ausbreitung des Krebses und die Bildung von Metastasen wurden auf diese Weise gehemmt.

Campbell legt in seiner *China Study* dar: Die Bildung von Vorläuferzellen des Krebses werde nicht so sehr von der Menge des aufgenommenen Krebsgiftes, sondern „tatsächlich weit mehr durch das Nahrungsprotein bestimmt, das während der Entstehungsphase konsumiert wird."

Der Forscher fand mithilfe seiner Mitarbeiter auch heraus, welche Menge an tierischem Eiweiß nötig war, um den Krebs zu beschleunigen, nämlich: „Wenn die Tiere die Menge des für ihr physiologisches Körperwachstum erforderlichen Nahrungsproteins abgedeckt oder vielmehr überschritten hatten." Mit anderen Worten: Überfütterung mit tierischem Eiweiß verursacht Krebs. Die kritische Schwelle war in Campbells Studie spätestens dann erreicht, wenn mehr als 12 Prozent der täglichen Kalorienaufnahme aus tierischem Protein bestand.

„Entsprechend der empfohlenen Protein-Tagesmenge sollten wir Menschen etwa 10 Prozent unserer Energie aus Protein beziehen", folgerte Campbell. „Das ist beträchtlich mehr als die tatsächlich erforderliche Menge. Aber weil der Bedarf individuell variieren kann, werden 10 Prozent empfohlen." Zum Vergleich: Der Durchschnittsamerikaner nimmt 15 bis 17 Prozent Eiweiß zu sich. 10 Prozent entsprechen ungefähr dem Verzehr von 50 bis 60 Gramm Eiweiß pro Tag.

Natürlich kann man solche Eiweißmengen nicht einfach mit einer Waage abmessen, denn der Proteingehalt der einzelnen Nahrungsmittel ist sehr verschieden (Hilfestellung biete ich noch in einem späteren Kapitel). So kann man beispielsweise laut Campbell 425 Gramm Spinat verzehren, um 12 Gramm Eiweiß zu erhalten; aber etwas mehr als das ist bereits in 45 Gramm T-Bone-Steak enthalten. Da ein mächtiges T-Bone-Steak zwischen 700 und 1.500 Gramm wiegt und die Knochen als Abfall zählen, nehmen wir mal „bescheiden" eine Portion von 500 Gramm verzehrbarem Steakfleisch. Darin wären dann allerdings schon 143 Gramm Eiweiß enthalten, also weit mehr als das Doppelte des Tagesbedarfs eines stattlichen Mannes.

Aber zurück zu Campbells Studie. Die ergab noch etwas anderes, völlig Erstaunliches: dass sich nämlich die Fütterung von pflanzlichem Eiweiß, etwa aus Soja oder Weizenprotein, „nicht förderlich auf das Krebswachstum auswirkt – auch nicht beim Konsum hoher Mengen", heißt es wörtlich in der *China Study*.

Aber Campbell war mit diesen Ergebnissen noch nicht zufrieden. Es handelte sich ja bisher lediglich um Ratten und auch nur um eine einzige von vielen möglichen Eiweißarten, nämlich Kasein, und schließlich um eine ganz spezielle Form von Krebs: Leberkrebs. Waren jene Ergebnisse auch auf den Menschen übertragbar? Funktionierte das An- und Abschalten auch bei anderen tierischen Proteinen? Waren auch Brust- und Darmkrebs, Magen- und Gehirnkrebs, Prostata- und Lungenkrebs durch die Ernährung beeinflussbar?

Diese Fragen ließen dem Wissenschaftler keine Ruhe. Er wiederholte eine Studie mit Mäusen, die mit dem Hepatitis-Erreger HBV infiziert waren. Wieder wurde Kasein gefüttert, wieder kamen die gleichen Resultate heraus: „Bei den Tieren, die mit 22 Prozent Milchprotein ernährt wurden, ist eine hochgradige frühzeitige Krebsentstehung zu sehen", berichtet Campbell. „Viel weniger bei den Tieren mit 14 Prozent Kasein und gar keine bei den Tieren mit 6 Prozent Kasein."

Im nächsten Studienschritt wurde nachgewiesen, dass Ratten Brustkrebs entwickelten, wenn sie mit krebserregenden Chemikalien in Kontakt kamen und zugleich mit ansteigenden Mengen von Kasein gefüttert wurden. In diesen Fällen spielte zwar auch das weibliche Hormonsystem der Tiere eine gewisse Rolle. Aber der hauptsächliche Auslöser war dennoch das Protein: Kasein beeinflusst demnach die Art, wie Zellen mit Krebsgiften umgehen, wie die Erbinformation (DNS) der Zellen auf diese Krebsgifte reagiert, und die Art und Weise, wie sich Krebszellen schließlich weiter vermehren.

Es wurden in der Folgezeit noch viele Versuche gemacht, etwa mit Fischeiweiß, mit Nahrungsfetten und mit pflanzlichen krebshemmenden Stoffen (Antioxidantien). Es wurden Auswirkungen der Ernährung auf Brust-, Leber- und Bauchspeicheldrüsenkrebs untersucht. Das Ergebnis blieb zumindest im Tierversuch immer das gleiche: „Nährstoffe aus Nahrungsmitteln tierischen Ursprungs steigerten das Tumorwachstum, während Nährstoffe aus pflanzlichen Nahrungsmitteln die Tumorentwicklung reduzierten."

Und beim Menschen?

DIE ERNÄHRUNG DER CHINESEN

Es kam ein Tag in den 80er-Jahren, an dem ein Wissenschaftler aus China das Labor von Prof. Campbell betrat: Dr. Junshi Chen. Das war nun der Tag, der für Campbell den Durchbruch bahnte. Chen bot an, gemeinsam mit den USA in China eine Studie durchzuführen, die so viele Zusammenhänge zwischen Lebensweise, Erkrankungen und Ernährung wie nur möglich ergeben sollte. Zusätzlich konnten die Wissenschaftler auf unendlich viele Daten einer bereits bestehenden, umfassenden Krebsstudie zurückgreifen, die schon in den 70er-Jahren der chinesische Premierminister, Chou Enlai, angesichts seiner eigenen Krebserkrankung veranlasst hatte. Damals waren Daten von 880 Millionen Einwohnern Chinas in 2.400 chinesischen Landkreisen erhoben worden. Die Begegnung mit Dr. Chen war zugleich der Beginn der *China Study*. „Mithilfe des Krebs-Atlas hatten wir bereits Zugang zu den Sterblichkeitsraten von mehr als vier Dutzend unterschiedlichen Krankheiten, einschließlich

verschiedener Krebstypen, Herzerkrankungen und Infektionskrankheiten", sagt Campbell. An der chinesischen Krebsstudie hatte die unvorstellbare Zahl von 650.000 Mitarbeitern mitgewirkt – so viele wie die gesamte Einwohnerzahl von Stuttgart oder Frankfurt am Main.
Die neue Studie fiel mit 65 Landkreisen und 6.500 untersuchten erwachsenen Einwohnern ein paar Nummern kleiner aus, war aber dafür sehr spezifisch ausgesucht. So lagen die untersuchten Landkreise in sehr unterschiedlichen Klimazonen, von den subtropischen Küstengebieten im Südosten über winterliche Bereiche nahe Sibirien, von Gebieten nahe der Wüste Gobi bis zum Himalaja im Südwesten. Im Vergleich zu ähnlichen Studien in anderen Ländern war die *China Study* immer noch drei- bis sechsmal so umfangreich. Schließlich ergaben sich am Ende ja auch mehr als 8.000 statistisch besonders deutliche Zusammenhänge zwischen Lebensstil, Ernährungsweise und Erkrankungen.

Kein Wunder, dass die New York Times vom „Grand Prix der Epidemiologie" sprach, als die ersten Ergebnisse veröffentlicht wurden. Die Ergebnisse waren so spektakulär, dass sie die Welt der Ernährung aus den Angeln zu heben versprachen. Dass dies bis heute tatsächlich noch nicht passiert ist, hat viele Gründe. Einer liegt darin begründet, dass sich Regierungen in erster Linie der wirtschaftlichen Gesundheit der Industrie und der Vollbeschäftigung ihrer Einwohner, also ihrer Wähler und Wahlkampfspender, verpflichtet fühlen. Ein anderer Grund ist die Tatsache, dass sich Ärzte wohl ungern mit auf Dauer heilsamen Ratschlägen selbst arbeitslos machen wollen. Das Gleiche gilt für Krankenhäuser, Kliniken, Krankenkassen und vor allem Pharmahersteller. Aber erst recht für die Nahrungsmittelindustrie und für die Landwirte. Und schließlich für die Hersteller von Maschinen, die der Aufzucht und Haltung von Milch- und Schlachtvieh dienen. Und für die Erzeuger von Treibstoff oder Elektrizität, die diese Maschinen antreiben. Ein endloser Teufelskreis. Die *China Study* untersuchte vorwiegend ländliche Gebiete, in denen die westlichen

Ernährungsweisen noch unbekannt sind. Die Unterschiede zu unserer gängigen Ernährungsform sind danach schier unglaublich. Und auch die Differenzen in den Erkrankungszahlen. Aus tierischem Eiweiß bestehen in China nur 0,8 Prozent der durchschnittlich verzehrten Kalorien. In den USA sind es 10 bis 11 Prozent, also fast zwölfmal so viel. Chinesen nehmen mit der Nahrung nur ein Drittel der Fettkalorien, aber fast dreimal so viel Ballaststoffe und doppelt so viel Eisen wie der Durchschnittsamerikaner auf. Insgesamt enthält das Essen der Chinesen aber sogar 650 mehr Kilokalorien als das der Amerikaner (2.641 im Vergleich zu 1.989 Kilokalorien). Chinesen kompensieren den Unterschied, indem sie sich deutlich mehr Bewegung verschaffen als Menschen in der westlichen Zivilisation.

Studienleiter Campbell: „Tatsächlich vergleichen wir in China eine Ernährung, die reich an pflanzlichen Nahrungsmitteln ist, mit einer Ernährung, die noch reicher an pflanzlichen Nahrungsmitteln ist." Das scheint sich aber neuerdings zu ändern. China hat bereits eine der weltgrößten Fleischindustrien aufgekauft, es importiert Milch, Fleisch und Geflügel in unvorstellbaren Mengen. China ist auf dem besten Weg, den gesundheitlichen Vorsprung gegenüber den westlichen Industriestaaten zu verspielen, der in der *China Study* noch offen auf der Hand lag. Von diesem Vorsprung soll in diesem Buch noch ausführlicher die Rede sein.

UNGLAUBLICHE UNTERSCHIEDE ZWISCHEN PFLANZE UND TIER

„Es gibt praktisch keine Nährstoffe in Nahrungsmitteln tierischen Ursprungs, die nicht in besserer Form von Pflanzen bereitgestellt werden", stellt T. Colin Campbell fest. Dass eine hauptsächlich aus vielseitigen pflanzlichen Produkten bestehende Ernährung schon rein rechnerisch die bessere Wahl ist und auch all die eklatanten gesundheitlichen Unterschiede zwischen der westlichen Ernährungsweise und jener in China erklärt, soll die nachstehende Tabelle verdeutlichen. Campbell hat zu diesem Zweck für die pflanzliche Ernährung einen Mittelwert aus dem jeweiligen Gehalt von Kartoffeln, Limabohnen, Erbsen, Spinat und Tomaten errechnet; die tierischen Produkte stellen einen Mittelwert aus Rind-, Schweine- und Hühnerfleisch sowie Vollmilch dar. Das zeigt beispielsweise, dass der gepriesene Eiweißgehalt fast gleich ist, dass aber etwa Betacarotin, welches für die Aufnahme von Nährstoffen im Organismus extrem wichtig ist, in tierischen Produkten fast völlig fehlt und dass Pflanzen viel bessere Eisenlieferanten sind als tierische Produkte. Dafür enthalten Letztere sehr viel schädliches Fett und Cholesterin.

FLEISCH: VIEL FETT, KEINE BALLASTSTOFFE, KAUM EISEN

Nährstoff (jeweils in 500 kcal)	Pflanzliche Nahrungsmittel	Tierische Produkte
Eiweiß (in g)	33	34
Fett (in g)	4	36
Cholesterin (in g)	0	137
Vitamin C (in mg)	293	4
Ballaststoffe (in g)	31	0
Eisen (in mg)	20	2
Betacarotin (in mg)	29.919	17
Folsäure (in µg)	1.168	19
Vitamin E (in mg)	11	0,5
Kalzium (in mg)	545	252
Magnesium (in mg)	548	51

5. KAPITEL

DER CHOLESTERIN-IRRTUM

„Grundsatz bei der Behandlung des Kranken, stets zweierlei im Auge zu haben: helfen oder wenigstens nicht schaden."

Hippokrates

Winken Sie bitte nicht ab. Das wird kein langweiliges Kapitel über etwas, was Sie längst wissen.

Ihr Arzt hat Ihnen vielleicht einen Cholesterinsenker verschrieben und Ihnen den Rat gegeben, alle Nahrungsmittel mit Cholesterin und hohem Fettgehalt zu meiden. Also Butter und Eier. Vielleicht sogar Leberwurst und Räucheraal. Auch Camembert oder Kabeljau. Möglicherweise riet er Ihnen, ein bisschen mehr Sport zu treiben und öfters Sojaprodukte zu essen. Dann wäre er aber schon sehr fortschrittlich.

Nach der Meinung der Schulmedizin reicht es, wenn wir gesättigte Fette und Cholesterin aus der Nahrung verbannen. Aber keiner hat uns bisher gesagt, wir sollten das tierische Eiweiß meiden, weil es nämlich über kurz oder lang zum Eiweißinfarkt führt. Das tierische Eiweiß in unserem Essen führt hauptsächlich dazu, dass der Körper mehr Cholesterin herstellt, als wir für ein gesundes Leben brauchen.

Dass das Eiweiß und nicht das Cholesterin in erster Linie für diese Vorgänge verantwortlich ist, hat auch die *China Study* wieder eindrucksvoll gezeigt. Die Beweise dafür, dass tierisches Protein den Cholesterinspiegel stärker ansteigen lässt als Fette und Cholesterin in Eiern und Butter, gehen übrigens schon auf die 50er-Jahre zurück.

GESCHÄFTEMACHEREI MIT CHOLESTERIN

Natürlich liegt nun eines auf der Hand: dass das Cholesterin nicht die Ursache für Herzinfarkte oder Schlaganfälle ist. Der Fall ist wohl ähnlich wie beim verstopften, überlaufenden Waschbecken, das auf dem Boden eine Überschwemmung verursacht. Nutzt es da etwa, im Becken das Wasser abzuschöpfen? Oder den Fußboden 20-mal am Tag aufzuwischen? Schlauer ist es vermutlich, den Hahn zu verstopfen, damit kein neues Wasser nachfließen kann. So etwas Ähnliches tun Cholesterinsenker, wenn sie die Neubildung von Cholesterin im Körper hemmen. Man kann auch versuchen, einen verstopften Abfluss wieder frei zu bekommen. Auch das versuchen Cholesterinsenker, indem sie dazu beitragen, mehr Cholesterin aus dem Organismus zu schleusen.

Aber geholfen ist damit dem Patienten noch lange nicht. Geholfen ist allerdings der Pharmaindustrie. Denn allein 2004 wurden weltweit umgerechnet 22 Milliarden Euro mit Cholesterinsenkern umgesetzt. „Cholesterinsenker stellen heute das umsatzstärkste Segment des Pharmamarktes dar", meldete damals das Web-Lexikon Wikipedia.

Eines stimmt schon: Cholesterin ist ein Marker. Ein Warnzeichen. Die schwarze Wolke am Himmel, die ein Unwetter ahnen lässt. Sie hat natürlich auch unmittelbar damit zu tun. Aber sie ist nicht der eigentliche Sturm, nicht der Wolkenbruch, nicht der Hagel, der dann über uns hereinbricht. Das Unwetter, das die Cholesterinwerte ankündigen, ist nicht von Pappe. „Zu unserer Verwunderung fanden wir heraus, dass einer der stärksten Frühindikatoren für sämtliche westlichen Erkrankungen das Blutcholesterin ist", berichtet Campbell.

So ist Cholesterin also nicht nur ein Hinweis und Mitauslöser bei koronarer Herzkrankheit und Schlaganfall. Wie die *China Study* zeigte, nehmen auch Krebserkrankungen von Leber, Dickdarm, Lunge, Brust bei Frauen, Leukämie bei Kindern, Magen, Speiseröhre und Kehlkopf drastisch ab, wenn der Cholesterinwert durch Ernährung von 170 auf unter 100 Milligramm pro Deziliter (mg/dl) gesenkt werden kann. Bei der chinesischen Bevölkerung betrug der Cholesterinspiegel übrigens im Schnitt nur 127 mg/dl – also rund 100 Einheiten weniger als der Durchschnitt in den USA. In Deutschland liegt dieser Wert sogar noch höher – bei 236 mg/dl, im ländlichen China bei 25-jährigen Frauen teilweise nur bei 80 mg/dl.

Bei internationalen Studien kam heraus: Bevölkerungen, die sich am „westlichsten" ernährten, wiesen auch die höchsten Cholesterinspiegel auf. Umgekehrt wurde gezeigt, dass in Ländern mit sehr niedrigem Verzehr an tierischen Nahrungsmitteln auch die Diabetesraten niedrig waren. Campbell: „Heutzutage wissen wir, dass die Aufmerksamkeit, die den Fetten und dem Cholesterin gewidmet wurde, irreführend war. Niemand dachte an die Möglichkeit, dass sie lediglich ein Indikator für den Konsum von Nahrungsmitteln tierischer Herkunft sein könnte."

Wie aber senkt man den Cholesterinspiegel durch Ernährung? Einfacher ist es für uns offenbar, ihn steigen zu lassen. Nahrungsmittel, die tierische Fette und Cholesterin enthalten, bewirken natürlich auch einen Anstieg des Cholesterinspiegels. Aber tierisches Protein wirkt noch verheerender. Eine Vergleichsstudie unter Japanern, die entweder in ihrer Heimat oder aber in Hawaii oder Kalifornien leben, ergab, dass bei den in der Fremde lebenden Japanern die Cholesterinspiegel viel höher sind als bei den Landsleuten zu Hause. In Hawaii oder Kalifornien haben diese Personen die fremden Essgewohnheiten weitgehend übernommen. Entsprechend kommen auch Herzkrankheiten sehr viel häufiger im Westen vor. Die Ursache findet sich laut jener Studie in der „Aufnahme von gesättigten Fetten, tierischem Protein und Nahrungscholesterin".

Auf den Zusammenhang von tierischem Protein in der Nahrung und der Überproduktion von Cholesterin im Körper hatte auch schon Prof. Lothar Wendt hingewiesen. Sein Sohn, der heute als Kardiologe in Frankfurt tätig ist, führt das Werk seines Vaters fort. In einem wissenschaftlichen Beitrag hat er an dessen Erkenntnisse erinnert. Darin erklärt er auch, weshalb aus seiner Sicht zwischen „gutem" (HDL) und „schlechtem" (LDL) Cholesterin unterschieden wird. Wenn es darum geht, Nährstoffe im Blut vom Darm zu den Organen zu transportieren, dann erreichen diese dort, wo die feinsten Blutgefäße an das Bindegewebe grenzen, eine kritische Barriere. Denn die Wände dieser Zellen lassen nur ganz winzige Stoffe passieren. Die „guten" Cholesterinmoleküle passen gerade noch durch. Sie gelangen also zu den Organen und können dort ihre positiven Aufgaben verrichten. HDL-Cholesterin beseitigt beispielsweise Cholesterin aus dem Blut. Es hat die besondere Eigenschaft, bereits in der Gefäßwand abgelagertes LDL-Cholesterin aufzunehmen und zur Leber zu transportieren. Dort wird es zu Gallensäure umgebaut und kann mit dem Gallensaft in den Darm ausgeschieden werden.

Die „schlechten" LDL-Moleküle aber können nicht hindurchschlüpfen. Dem LDL ist bei anhaltender Eiweißüberfütterung aber auch sein normaler Ausweg versperrt. Für diese Moleküle gibt es nämlich einen Schleichweg in der Leber, um den Blutkreislauf zu verlassen. Aber auch der wird zunehmend durch Eiweißablagerungen unpassierbar. Die menschliche Natur behilft sich dann erst einmal dadurch, dass sie den Blutdruck erhöht, um mehr Nährstoffe durch Blutgefäße und Bindegewebe zu den Organen zu pressen. Schlägt dieser Vorgang nach einiger Zeit fehl, beginnt die Arteriosklerose: Cholesterin wird kurzerhand in die Wände der Arterien eingebaut, um es wenigstens erst einmal verschwinden zu lassen. Dieses Prinzip ähnelt ein bisschen dem des Vogel Strauß, der den Kopf in den Sand steckt, wenn Gefahr droht. Denn der Strauß ist dadurch nicht in Sicherheit. Ebenso wenig wie der Mensch, bei dem diese „Plaques" genannten Verengungen der Arterien immer weiter

zunehmen, bis sie schließlich aufplatzen. Dann tritt die Körperpolizei in Gestalt von Zellen des Immunsystems auf den Plan. Beim Reparaturversuch kann es zur Verstopfung der kompletten Arterie und schließlich, wenn Herzkranzgefäße betroffen sind, zum Herzinfarkt kommen.
Vor dem Hintergrund all dieser Cholesterin-Tatsachen ist es umso unbegreiflicher, dass es überhaupt eine empfohlene Tagesdosis für die Zufuhr von Cholesterin mit der Nahrung gibt: „Nach heutigem Wissensstand sollten täglich nicht mehr als 250 bis 300 Milligramm Cholesterin aufgenommen werden", betont der Herzspezialist Prof. Dr. med. Helmut Gohlke vom Wissenschaftlichen Beirat der Deutschen Herzstiftung und federführender Autor des neuen Sonderdrucks *Wie gefährlich ist Cholesterin?*. Die Deutsche Gesellschaft für Ernährung (DGE) empfiehlt, Nahrungscholesterin auf 300 Milligramm Cholesterin am Tag zu begrenzen. – „Die Aufnahme von Cholesterin in die Nährstoffliste vermittelt den Eindruck, dass Cholesterin als Nährstoff benötigt wird, was definitiv nicht der Fall ist!", empört sich T. Colin Campbell. „Unser Körper erzeugt selbst alles Cholesterin, das er benötigt. Eine weitaus gesündere Empfehlung für die Tagesdosis wäre null!"

Wollen Sie für niedrigere Cholesterinspiegel sorgen, dann gibt es nur ein Rezept – ein ganz einfaches: Essen Sie wie die Chinesen in der *China Study*. Am besten halten Sie sich an eine Ernährung, die reich ist an komplexen Kohlenhydraten wie Reis, Kartoffeln, Vollkornnudeln, Gemüse, Salaten und Obst – an eine Ernährung also, die ausreichend viel pflanzliches Eiweiß, gesunde Ballaststoffe, Mineralstoffe, Vitamine und Spurenelemente liefert. Sie brauchen dabei nie mehr Kalorien zu zählen, wenn Sie auf Weißmehlprodukte und tierische Nahrungsmittel verzichten, wenn Sie tierische Fette meiden und mit pflanzlichen Fetten knauserig umgehen. Campbell bringt deshalb sein Ernährungsrezept auf den einen schlichten Satz: „Essen Sie so viel vollwertige, möglichst nicht von der Industrie bearbeitete pflanzliche Nahrungsmittel, wie Sie nur können."

6. KAPITEL

DIE EIWEISS-LÜGE

„Wer seine Medizin nimmt, aber seine Ernährung vernachlässigt, verschwendet die Zeit seines Arztes."

Altes chinesisches Sprichwort

Mit einer Lüge beginnt das Kapitel „Wie viel Eiweiß braucht der Mensch?" in der Geschichte der Ernährungswissenschaft. Diese Lüge ist übrigens uralt. Sie stammt nämlich von dem deutschen Physiologen Dr. Carl Voit (1831–1908). Er hatte herausgefunden, dass der arbeitende erwachsene Mensch pro Tag 48,5 Gramm Eiweiß braucht, um seinen kompletten Bedarf zu decken. Und was tat Dr. Voit? Er legte den durchschnittlichen Tagesbedarf auf 118 Gramm Eiweiß fest. Das beinahe Zweieinhalbfache. Dieser Wert ging dann auch als „Voit-Standard" in alle Werke und Empfehlungen ein.

Andere Wissenschaftler aus jener Zeit, sowohl in Europa als auch in Amerika, beobachteten die Essgewohnheiten erwachsener Arbeiter und kamen so zu dem Schluss, dass eine Eiweißaufnahme zwischen 100 und 189 Gramm pro Tag dem menschlichen Bedarf am besten entspricht. Und das schlossen sie wohlgemerkt aus den Essgewohnheiten der Menschen. Und nicht aus wissenschaftlichen Bedarfsstudien.

Dr. John A. McDougall vertritt die Ansicht, dass wir Menschen heute die Sklaven einer anerzogenen Esskultur – um nicht zu sagen: Ernährungsdiktatur – geworden sind. „Die meisten Menschen würden Fleisch überhaupt nicht anrühren, wenn nicht Salz, Zucker, Gewürze und Röststoffe sie auf den Geschmack bringen würden. Erst die Würze und Milliarden von Werbedollars haben uns tierische Produkte schmackhaft gemacht."

Die Geschichte der Wissenschaft über die menschliche Proteinversorgung hat McDougall sehr sorgfältig verfolgt. Er hat sich mit den großen Eiweißforschern Russell Henry Chittenden (1856–1943) von der Universität Yale ebenso befasst wie mit Dr. William Rose (1887–1985) von der Universität von Illinois.

Chittenden, der als „Vater der Biochemie" in den USA gilt, hat schon vor über 100 Jahren Dr. Voits Proteinempfehlungen ad absurdum geführt. Indem er Selbstversuche mit Eiweißmengen machte, die nur einem Drittel der Voit-Richtlinien entsprachen, kam er 1904 zu dem Schluss, dass 35 bis 50 Gramm Eiweiß pro Tag genügen, um einen Erwachsenen zu versorgen. Neun Monate lang hatte Chittenden seine Ernährungsweise befolgt, hatte sich seltener als vorher müde gefühlt und weniger oft Muskelschmerzen verspürt. Seine Arthritisbeschwerden im Knie waren ebenso verschwunden wie seine regelmäßigen Anfälle von Kopfschmerzen.

William Rose wiederum hat die Wirksamkeit der einzelnen Eiweißbausteine (Aminosäuren) und deren Bedarf in der täglichen Ernährung in einer Studie mit Versuchstieren, später auch mit Studenten untersucht, die unterschiedliche Mengen solcher Aminosäuren erhielten. Eine Tatsache war daraufhin klar: Fehlte auch nur einer der lebenswichtigen Eiweißbausteine über mehrere Tage hinweg, stellten sich Mangelerscheinungen ein. Das äußerte sich etwa in Gewichtsverlust und Appetitlosigkeit, hätte bei längerer Dauer sogar zum Tode führen müssen. Also ermittelte Dr. Rose mithilfe seiner Studenten den tatsächlichen Bedarf jeder einzelnen Aminosäure, verdoppelte dann zur Sicherheit diese Menge und legte sie als Richtwert für eine „sichere gesunde Ernährung" fest.

Angenommen, ein körperlich arbeitender erwachsener Mann braucht am Tag rund 3.000 Kilokalorien, um bei Kräften zu bleiben. Dann sollte diese Kalorienmenge laut WHO 37 Gramm Eiweiß insgesamt enthalten. Die Tabelle auf den nächsten beiden Seiten macht deutlich, wie viel Eiweiß und wie viel Prozent des Tagesbedarfs der von Rose vorgeschlagenen Aminosäuren in einigen pflanzlichen und tierischen Nahrungsmitteln enthalten sind, wenn diese allein den kompletten täglichen Bedarf abdecken würden – was natürlich in der Realität nie vorkäme. Der Vergleich ist dennoch interessant.
Wie Sie in der Tabelle sehen, enthalten alle angeführten pflanzlichen Produkte mindestens 142 Prozent des täglichen Bedarfs – teilweise sogar mehr als 2.300 Prozent! Das alles ist seit bestimmt 20 Jahren bekannt. Und doch wird von höchsten medizinischen und staatlichen Stellen verkündet, Pflanzen könnten nur mangelhaft für eine Eiweißversorgung sorgen. Die US-Vereinigung der Herz-Kreislauf-Spezialisten (American Heart Association, kurz AHA) ist eine Weltmacht auf ihrem Gebiet. Sie schrieb noch vor 15 Jahren: „Auch wenn Pflanzenproteine eine prominente Stellung in der menschlichen Ernährung darstellen, fehlt es den meisten davon an einer oder mehreren Aminosäuren, weshalb sie als unvollständige Eiweißlieferanten gelten."
McDougalls wiederholte Proteste haben erst 2010 dazu geführt, dass die AHA in ihre Empfehlungen den Satz aufnahm: „Sie müssen keine tierischen Produkte essen, um Ihren Bedarf an Eiweiß zu decken."
Immerhin hat die Deutsche Gesellschaft für Ernährung (DGE) inzwischen einen etwas vernünftigeren Richtwert für die Eiweißversorgung in ihre Empfehlungen aufgenommen, auch wenn diese Menge angesichts der neueren Erkenntnisse immer noch viel zu hoch ist. Für Erwachsene im Alter zwischen 19 Jahren und dem Rentenalter wird eine Menge von 0,8 Gramm Eiweiß pro Kilo Körpergewicht empfohlen. Das würde bei einer Person von 75 Kilo eine Menge von 60 Gramm Eiweiß pro Tag bedeuten.

SO VIEL PROZENT DES BEDARFS AN AMINOSÄUREN STECKEN DRIN				
		Naturreis	Weizen-Vollkorn-mehl	Kartoffeln
Eiweiß gesamt (in g)		65	120	82
Essenzielle Aminosäuren	Empfeh-lung von Rose (in g)	Bedarfs-deckung (in %)	Bedarfs-deckung (in %)	Bedarfs-deckung (in %)
Tryptophan	0,50	142	280	160
Phenylalanin	0,56	554	1.053	642
Leukin	2,2	250	363	364
Isoleukin	1,4	642	371	257
Lysin	1,6	156	200	275
Valin	1,6	281	344	275
Methionin	0,22	500	818	454
Threonin	1,0	250	350	340

(IN 3.000 KCAL DIESER LEBENSMITTEL)

Weiße Bohnen	Brokkoli	Eier	Milch	Rindfleisch
198	338	238	160	276
Bedarfsdeckung (in %)	Bedarfsdeckung (in %)	Bedarfsdeckung (in %)	Bedarfsdeckung (in %)	Bedarfsdeckung (in %)
360	760	760	460	620
1.946	2.178	2.482	1.375	2.000
773	750	955	723	1.018
807	914	1.121	735	1.021
919	925	956	781	1.494
756	1.081	1.106	731	944
909	2.318	3.364	1.773	5.500
850	1.250	1.200	740	1.210

Quelle: The McDougall Plan

EIN FATALER FEHLER

In den 100 Jahren seit der Festlegung des Eiweißbedarfs haben unzählige Studien alle diese Erkenntnisse bekräftigt. McDougall: „Und trotzdem glaubt fast jeder, dass der Mensch umso besser lebt, je mehr Eiweiß er isst." Der nachstehende Vergleich zeigt, welche Ernährungsweise dem wirklichen Eiweißbedarf von im Schnitt 52 Gramm pro Tag am nächsten kommt:

SO VIEL PROTEIN WIRD PRO TAG GEGESSEN		
	Eiweiß-Verzehr (in g pro Tag)	Entspricht dem Tagesbedarf (in %)
Bei Befolgen der Atkins-Diät	200–400	385–770
Bei typischer Eskimo-Ernährung	200–400	385–770
Nach dem Voit-Standard	118	227
Nach Empfehlungen der Zeitgenossen Voits	100–189	192–363
Bei typischer heutiger Ernährung in Europa und den USA	100–160	192–308
Nach heutiger Empfehlung der WHO	**33–71**	**63–137**
Bei typischer Kost der Asiaten in ländlichen Gebieten	40–60	77–115
Nach der Empfehlung von R. H. Chittenden	35–50	67–96
Nach der Empfehlung von John A. McDougall	3–80	58–154

Die WHO-Empfehlung ist vernünftig. Daher wird ihr Mittel von 52 Gramm pro Tag hier als Grundlage für die Bewertung der einzelnen Kategorien genommen.

McDougall weist ausdrücklich darauf hin, dass eine Eiweißzufuhr über den tatsächlichen Bedarf hinaus sehr schädliche Folgen haben kann. Er hat das tierische Protein daher auf Platz eins der fünf „Ernährungsgifte" gestellt, die dem Menschen die Gesundheit ruinieren können. An zweiter Stelle rangiert Fett, vor allem das tierische, an dritter Cholesterin. An vierter Stelle kommt Methionin, ein zwar lebenswichtiger schwefelhaltiger Eiweißbaustein, der aber bei zu hoher Zufuhr in schädliches Homocystein umgewandelt wird und daher als Risikofaktor für Herzinfarkt, Schlaganfall, Depressionen und Alzheimer gilt (siehe auch Seite 88ff.). Der fünfte Giftstoff besteht in der Säurebelastung, die tierisches Eiweiß im menschlichen Organismus bewirkt.

7. KAPITEL

KEIN LEBEN OHNE PROTEIN

„Was uns am Leben erhält, kann uns auch krank machen."

Hippokrates

Proteine haben natürlich ihr Gutes. Sie sind wirklich der Stoff, der unser Leben ausmacht. Die Proteine, auf Deutsch die Eiweiße, die in unserer Nahrung vorkommen, sind es, die uns schlau machen, die uns aufbauen, die uns zu Männern und Frauen werden lassen.
Eiweiße sind die Bausteine aller menschlichen und tierischen Zellen. Sie sind die Transporter für alle unsere Nährstoffe, sie beschleunigen lebenswichtige biochemische Vorgänge. Sie verteidigen uns gegen Krankheitserreger und Gifte, sie bauen Haut, Bindegewebe und Knochen auf. Aus Eiweiß bestehen die Gifte von Schlangen ebenso wie die funkelnden Zellen von Leuchtquallen. Aus Eiweißbausteinen bilden sich Haare, Fingernägel, Klauen, Schnäbel und auch die Netze der Spinnentiere. Eiweiß macht unsere Knochen stark und elastisch, Proteine regeln die gesunde Zusammensetzung der Stoffe in allen unseren Körperzellen, sie steuern die Erregbarkeit von Muskeln, Nerven und Gehirn. Sie bilden unsere Hormone und lassen bei Verletzungen unser Blut gerinnen.

Aber es ist wie mit so vielen enorm wichtigen Stoffen in unserem Leben: „Alle Dinge sind Gift und nicht ohne Gift, allein die Dosis macht, dass ein Ding kein Gift ist", lehrte uns schon der Arzt und Philosoph Paracelsus von Hohenheim im 16. Jahrhundert.

Botulinumtoxin ist beispielsweise eines der stärksten Gifte, die in der Natur vorkommen. Essen wir Lebensmittel, die diesen Schimmelpilz enthalten, können wir blind und taub werden und durch Lähmung der Atemmuskulatur oder Herzstillstand sterben. Verdünnt man Botulinum jedoch extrem, kann es auch zur Glättung von Hautfalten, zur Beruhigung zuckender Augenlider, bei Blasenproblemen und bei krankhaft schwitzenden Händen eingesetzt werden.

Der Spruch von Paracelsus gilt auch für Nahrungsbestandteile, die gesund und lebenswichtig sind, etwa für Zucker, Cholesterin und Eiweiß. Ja, Sie lesen richtig. Protein gehört definitiv zu den Dingen, die sich in Gift verwandeln, wenn sie im Übermaß verzehrt werden. Vor allem, wenn es aus tierischen Nahrungsquellen stammt.
Es verhält sich ganz ähnlich wie mit dem Sauerstoff, der schließlich unser wichtigstes gasförmiges Lebenselixier darstellt. Etwa ein Fünftel unserer Atemluft besteht aus Sauerstoff. Dieser kann aber lebensgefährlich werden, wenn man seine Konzentration erhöht. Hobbytaucher wissen ein Lied davon zu singen. Wenn sie nämlich eine bestimmte Wassertiefe erreichen, erhöht sich durch den steigenden Druck der Anteil des im Blut gelösten Sauerstoffs. Das kann zu Schädigungen der Lunge und des Nervensystems, zu Halluzinationen, Krampfanfällen und dem anschließenden Tod durch Ertrinken führen.

Fleischesser und Milchtrinker machten sich bisher allerdings keine Sorgen um eine Eiweißvergiftung. Aber nichts anderes als das Schicksal des sauerstoffvergifteten Tauchers ist im Grunde das, was Menschen passiert, wenn sie mit einer vermeintlich gesunden „westlichen Ernährung" proteinvergiftet auf Herzinfarkt, Krebs und Alzheimer zusteuern.
Protein hat seinen Namen aus dem Griechischen von dem Wort *proteios*, das bedeutet: „steht an erster Stelle". Allerdings hat das Wort nach den neuesten Erkenntnissen der Wissenschaft eine zwiespältige Bedeutung.

Eiweiß ist zwar erstrangig in seiner Bedeutung für den Aufbau und Erhalt unseres Organismus geblieben, aber ein Übermaß an Protein bedeutet für die westlichen Zivilisationen gleichzeitig: „steht an erster Stelle“ als Verursacher von Zivilisationskrankheiten.
Auch aus diesem Grund ist das bisherige Qualitätsdenken der Ernährungsmediziner, die zum Verzehr von möglichst „hochwertigem Eiweiß“ raten, völlig absurd. Denn wie könnte man einem mit Protein jahrzehntelang überfütterten Organismus mehr schaden, als ihm möglichst viel „hochwertiges“ tierisches Eiweiß zuzuführen?
Ganz abgesehen davon, dass die meisten Pflanzen natürlich ebenfalls Eiweiß enthalten – nur wissen die meisten Menschen das gar nicht. Oder wenn sie es wissen, bezeichnen sie es als „minderwertig“, weil fast alle pflanzlichen Proteinquellen nicht für sich allein betrachtet sämtliche lebenswichtigen Eiweißbausteine enthalten, mal abgesehen von Quinoa, der sogenannten Andenhirse, die zu den ganz wenigen Pflanzen zählt, die alle lebenswichtigen Aminosäuren in sich tragen. Mit der Kombination unterschiedlicher pflanzlicher Nahrungsmittel ernähren wir uns jedenfalls perfekt, weil deren unterschiedliche Aminosäuren in unserem Organismus wieder zu einem für unseren menschlichen Körper passenden Ganzen zusammengesetzt werden. Und zwar ohne jegliche Gefahr einer Erkrankung.

Campbell schreibt: „Es gibt einen Berg von überwältigenden Studien, die zeigen, dass sogenanntes minderwertiges pflanzliches Protein, das eine langsame, aber beständige Bildung neuer Proteine gewährleistet, die gesündeste Proteinart ist […] Es ist nicht erforderlich, größere Mengen pflanzlichen Proteins zu essen oder peinlich genau jede Mahlzeit zu planen.“

GUTES EIWEISS, SCHLECHTES EIWEISS

5 Prozent des täglichen Nahrungsangebotes (von den enthaltenen Kalorien her betrachtet) dürfen aus tierischem Protein bestehen, ohne dass der Mensch Gefahr läuft, Krebs oder Arteriosklerose zu entwickeln. Das haben die Studien gezeigt, die T. Colin Campbell mit Ratten gemacht hat. Umso betroffener war ich, als ich unlängst in meinem Fitnessstudio das „Rezept der Woche" mit dem Titel „Schokoladentraum" am schwarzen Brett fand. Es schlug vor, aus 40 Gramm Kasein-Proteinpulver (Kasein ist das wichtigste Milcheiweiß, das über 80 Prozent der Eiweiße in diesem Nahrungsmittel ausmacht), Kakao und Süßmittel diese Traumcreme anzufertigen, der noch 20 Gramm Kasein-Proteinpulver extra für die krönende Vanillesoße zugefügt wurden. In diesem Nachtisch sind schon rund 50 Gramm Milcheiweiß enthalten – und das wären ungefähr 150 Prozent des gesamten Eiweiß-Tagesbedarfs für einen 75 Kilogramm schweren Mann. Also eher ein Schokoladen-Albtraum.

230 KILO TIER PRO JAHR!

Jeder Deutsche verzehrt nach der Statistik des Bundesministeriums für Ernährung und Landwirtschaft jährlich rund 220 Eier. Das entspricht etwa 13,5 Kilogramm. Obendrein rund 130 Kilo Milch, Joghurt und Käse. Sowie knapp 90 Kilogramm Fleisch und Wurst. Wir essen also mehr als 230 Kilo tierische Produkte. Auf den Tag umgerechnet sind das ganze 630 Gramm tierische Lebensmittel, die einen hohen Eiweiß- und gewöhnlich auch hohen Fettanteil besitzen!

Wer nun glaubt, sich mit fettreduzierten Produkten etwas Gutes zu tun, weil dadurch Kalorien gespart und die schlechten gesättigten Fette weggelassen werden, tut sich damit aber einen Bärendienst, denn er erhöht, wenn er die gleiche Menge verzehrt, hauptsächlich den Eiweißgehalt seiner Nahrungsmittel und damit die schädliche Belastung seines Körpers mit dem Stoff, der so viele schlimme Krankheiten nährt.

KLEINE HILFEN FÜR DEN ALLTAG

In der folgenden Tabelle werden Sie eine Reihe von Nahrungsmitteln finden, deren tierischer beziehungsweise pflanzlicher Eiweißgehalt genau angegeben ist. Das soll Ihnen die Wahl der richtigen Nahrungsmittel erleichtern. Wohlgemerkt: Pflanzliches Eiweiß dürfen wir eigentlich essen, so viel wir wollen – das tierische Eiweiß sollte insgesamt den Anteil von 5 Energieprozent der täglichen Nahrungsaufnahme jedoch nicht überschreiten.

Was allerdings bisher nicht wissenschaftlich untersucht wurde, ist die Frage, ob eine Mischung aus pflanzlichem und tierischem Protein bei einem Nahrungsanteil von insgesamt mehr als 12 Prozent – das ist der eigentliche Krankheitsschwellenwert für die Proteinzufuhr des Körpers – eine gesundheitliche Gefährdung darstellen könnte.

Einen wichtigen Hinweis gibt es in Bezug auf die Wirkung der tierisch-pflanzlichen Mischung in der *China Study*. Campbell schreibt: „In den ländlichen Teilen Chinas beträgt der Konsum von tierischem Protein im Durchschnitt lediglich 7,1 Gramm pro Tag, während ein Amerikaner die Riesenmenge von 70 Gramm pro Tag zu sich nimmt. Wir erwarteten, dass es bei einem derart niedrigen Konsum tierischen Proteins und den niedrigen Blutcholesterinwerten wie im ländlichen Raum Chinas keinerlei Verbindungen zu westlichen Erkrankungen geben würde. Aber wir lagen falsch. Sogar diese kleinen Mengen von Tierprodukten erhöhten das Risiko für westliche Erkrankungen."

7,1 Gramm: Das ist nur ein Fünftel der Proteinmenge, die bei meiner „5-Prozent-Eiweiß-Regel", die später noch ausführlich erläutert wird, von einem Erwachsenen am Tag aufgenommen werden dürfte. Das kann also nur bedeuten, dass sich die verzehrten Mengen von tierischen und pflanzlichen Proteinen doch schließlich addieren und zu einer Gefährdung der Gesundheit führen können. Zumindest ist in dieser Hinsicht noch einiges an Forschung vonnöten. Bis das geklärt ist, dürfte folgende

Empfehlung Campbells helfen: Bekanntlich sollten 10 Prozent unserer täglichen Kalorien aus Protein bestehen, auch wenn das immer noch mehr ist als der tatsächliche Bedarf. Zum Vergleich: Der durchschnittliche Deutsche verzehrt 14 bis 16 Prozent seiner Tages-Gesamtkalorien in Form von Eiweiß. Wer also pflanzliches und tierisches Eiweiß mischt, ist jedenfalls auf der absolut sicheren Seite, wenn er mit seiner Kombination insgesamt die 10-Prozent-Grenze nicht überschreitet.

Es gibt also zwei Möglichkeiten: Sich rein pflanzlich zu ernähren – dann braucht man weder Kalorien noch Eiweißmengen zusammenzurechnen. Oder sich gemischt ernähren – dann sollte man eine gute Nährwerttabelle besitzen (oder beispielsweise den Service des „Nährwertrechner.de" im Internet zurate ziehen), um das Proteinlimit nicht allzu oft zu überschreiten.
Jedenfalls muss niemand sklavisch jegliches Tiereiweiß vermeiden. Damit Sie künftig einfacher auswählen können, habe ich diese beiden Tabellen zusammengestellt. Sie enthalten Beispiele für den Eiweißgehalt einiger besonders populärer tierischer und pflanzlicher Produkte. Sie können diese Werte unschwer in das Verhältnis zur täglichen Kalorienmenge setzen.

TIERISCHE LEBENSMITTEL: SO VIEL EIWEISS STECKT DRIN (GEHALT PRO 100 G)

Nahrungsmittel	Eiweiß (in g)	Fett (in g)	Kohlenhydrate (in g)	Kalorien (kcal)
Backkäse	18	25	7,5	330
Bierschinken	18	12	0	180
Bockwurst/Wiener	15	26	0,3	296
Cheeseburger	11	12	20	226

Nahrungsmittel	Eiweiß (in g)	Fett (in g)	Kohlenhydrate (in g)	Kalorien (kcal)
Eisbein, gekocht	16	8	1,7	140
Hackfleisch, gemischt	19	16	0,3	221
Kuhmilch, teilentrahmt	3,4	1,6	4,9	48
Lachs, geräuchert	21	4	0	118
Makrele, gebraten	22	14	0	210
Putenbrust, gegart	11	1,6	2,8	68
Quark, halbfett	10,8	4,4	3,6	100
Rindergulasch	28	5	0	160
Rindfleisch, mager	20	5	0	122
Schnittkäse, Rahmstufe	20	27	0	323
Schnitzel, paniert, gegart	18	9	16	221
Schweineschinken, roh	16	5	0	396
Spiegelei mit Speck	16	11	0,5	162
Teigwaren mit Ei	12,5	3	68	352
Thunfisch	19	11	0	172
Weißwurst	14	24	0,3	270

PFLANZLICHE LEBENSMITTEL: SO VIEL EIWEISS STECKT DRIN (GEHALT PRO 100 G)

Nahrungsmittel	Eiweiß (in g)	Fett (in g)	Kohlenhydrate (in g)	Kalorien (kcal)
Bohnen, weiß, gegart	7	1	12	84
Bratling, vegetarisch	19	2	50	298
Brötchen Weizen	7,5	1,5	51	248

Champignons	3	0,2	2,6	15
Erbsen, grün, gegart	6,7	0,5	13	84
Erdnüsse, geschält	26	49	33	627
Gerstengraupen, roh	10	1	73	339
Grünkernmehl	10	2	77	368
Hafergrütze	13	6	66	371
Hirseflocken	8	0	75	340
Kichererbsen, gegart	7	3	21	141
Leinsamen	24	31	39	375
Linsen	24	1	63	314
Mandelmus	15	59	20	664
Mandeln	19	54	3,7	569
Pistazien, geröstet	18	55	16	627
Ravioli, vegetarisch	20	3	21	192
Seitan (Weizenprotein)	22	2	8	137
Sesam, geröstet	16	55	10	588
Sojabohnen, gegart	16	10	0,2	152
Sojamilch	16	10	0,2	152
Sojanudeln	16	5,2	53	325
Studentenfutter	15	33	30	483
Teigwaren ohne Ei	13	1,2	70	348
Tempeh (Sojaprodukt)	19	8	1,8	448
Tofu, fest	16	8,7	0,6	144
Vollkornbrot	7	1	38	188
Vollkornnudeln	13	2	65	342
Walnüsse	14,4	63	11	654
Weizenvollkornbrot	7	1	48	201

8. KAPITEL

LEBENSLÄNGLICH GESUND

„Die größte Kulturleistung eines Volkes sind die zufriedenen Alten."

Japanisches Sprichwort

Ich möchte Ihnen hier einen Einblick in die Lebensweisen anderer Völker oder Volksgruppen geben. Denn lebende Beispiele sind noch immer der beste Beweis dafür, dass etwas scheinbar Unmögliches doch möglich ist. Viel ist geschrieben worden über die Ernährung unserer Vorfahren in der Steinzeit und über die Notwendigkeit, zu diesen Gewohnheiten zurückzukehren, weil unser Organismus in den paar Zehntausend Jahren seither nicht gelernt hat, mit industriell verarbeiteten Nahrungsmitteln umzugehen, ja nicht einmal angebautes Getreide vernünftig zu verarbeiten. Wir sind tatsächlich ursprünglich nicht dafür gemacht, Getreide anzubauen und Milchvieh zu halten, Steaks zu verschlingen, Hähnchen zu rösten, Eier aus Legebatterien in die Pfanne zu schlagen, Eis zu schlecken oder Joghurt-Drinks zu schlürfen. Deshalb bekommt uns so vieles auch nicht so gut, wie wir es gern hätten.

Schauen wir uns doch einmal zwei Volksgruppen an, die sich auch heute noch unter Bedingungen ernähren, wie sie ungefähr einst in der Steinzeit geherrscht haben mögen.

Zum Beispiel die grönländischen Inuit. Auf sie beruft man sich gern, wenn es um die Vorteile der Proteinernährung geht, denn Eskimos essen fast ausschließlich Fleisch und Fisch und Fett vom Wal und von Robben. Seetang, Beeren und Flechten ergänzen ihre Ernährung.

Zum anderen das Volk der Kitavi aus Papua-Neuguinea. Diese in tropischen Gefilden lebenden Menschen nehmen wenig tierische Produkte zu sich, dafür aber jede Menge Früchte und Kohlenhydrate, die sie aus Blattgemüsen und Yamswurzeln, Wasserbrot und Süßkartoffeln beziehen. Da sie am Meer leben, verzehren sie auch Fisch und Meeresfrüchte, die sie in Kokosfett braten. Wie ihre Vorfahren vor Hunderten, ja Tausenden von Jahren.

Sieht man sich aber die Lebenserwartung der beiden Volksgruppen an, springt ein Punkt sofort ins Auge:

- Die Eskimos haben eine durchschnittliche Lebenserwartung von 43,5 Jahren.
- Die Kitavi dagegen eine Lebenserwartung von 75 Jahren.

Also muss es wohl an der Ernährung liegen. Die klimatischen Unterschiede allein können dafür nicht verantwortlich sein. Tatsächlich sind Krankheiten, an denen westliche Industrievölker leiden, bei den Polynesiern unbekannt: Herz-Kreislauf-Erkrankungen, Krebs, Diabetes, Bluthochdruck, Akne, Demenz und Übergewicht. Wenn allerdings Kitavi auswandern und westliche Essgewohnheiten übernehmen, stellen sich auch diese Krankheiten sofort ein. Und bei ausgewanderten Eskimos sinkt unter ähnlichen Umständen die Lebenserwartung noch weiter – bis auf unter 40 Jahre.

Ich will hier keineswegs ein Buch schreiben über die Kunst, 120 Jahre alt zu werden. Aber ich möchte ein paar Beispiele dafür geben, wie sich die Ernährung positiv und negativ auf Gesundheit und Lebenserwartung auswirken kann. Woher kommt es etwa, dass Tiere, die sich ganz oder überwiegend von Pflanzen ernähren, meist doppelt so alt werden wie ihre Zeitgenossen, die nur Fleisch verzehren? Allesfresser essen überwiegend Früchte und Pflanzen, aber auch kleinere Tiere, Insekten und Würmer. Zu

dieser Gruppe gehören beispielsweise Bären oder Schimpansen. Bären werden 50, Schimpansen 60 Jahre alt. Der einzige Bär, der sich ausschließlich von Tieren ernährt, ist der Eisbär. Er wird mit 25 bis 30 Jahren nur halb so alt wie der Braunbär. Fällt Ihnen nicht auch die Parallele zur Lebenserwartung der Eskimos und der Polynesier auf?
Reine Fleischfresser wie der Löwe werden nur 14 bis 20, Tiger lediglich 6 bis 18 und Blauhaie 10 bis 15 Jahre. Reine Pflanzenfresser bringen es dagegen auf das höchste Alter. So werden Elefanten 60 bis 80, Riesenschildkröten bis zu 150, Kühe bis zu 35 und Pferde 30 bis 50 Jahre alt.

Der bisher (dokumentiert) älteste Mensch der Welt ist mit 122 Jahren, fünf Monaten und 14 Tagen Lebensspanne Jeanne Louise Calment aus Südfrankreich gewesen. Sie hatte noch mit 85 einen Fechtkurs belegt, war mit 100 Fahrrad gefahren und hatte zeitlebens Olivenöl, Knoblauch, Gemüse und Portwein als die Geheimnisse ihres langen Lebens betrachtet.
Wenn also Menschen mit ganz typischen Lebensweisen es schaffen, gesund und lebenstüchtig uralt zu werden, dann sollten wir uns vielleicht ein Beispiel daran nehmen.
Etwa an den langlebigen Alten von Okinawa. Oder an den Abchasen aus dem Kaukasus. Oder an den Bewohnern des „heiligen Tals" Vilcabamba in den südlichen Anden Ecuadors. Oder an den legendären Hunzas im Karakorum-Gebiet Pakistans. Zugegeben, nicht alles stimmt, was von jenen „Oasen der Hundertjährigen" im Lauf der Jahrzehnte berichtet wurde. Veganer haben sie als lebenden Beweis ihrer Philosophie vereinnahmt, obwohl die meisten dieser Volksstämme durchaus tierische Produkte wie Fleisch oder Milch und Käse verzehren.
Dennoch gibt es Gemeinsamkeiten. Die rüstigen Alten der 161 Okinawa-Inseln im Süden Japans essen überwiegend Gemüse. Fisch wird dem Fleisch vorgezogen. Soja nimmt einen hohen Stellenwert in der Ernährung ein. Gesättigte Fette kommen kaum vor. Aber Shiitake-Pilze, Süßkartoffeln und heilkräftige Gewürze wie Kurkuma zählen zu den

wichtigen Lebensmitteln. Nach einer drei Jahrzehnte dauernden Studie, die Japans Gesundheitsminister in den 70er-Jahren veranlasst hatte, existierten auf Okinawa kaum Herzkrankheiten oder Krebs. „Unsere Studie ergab, dass die alten Menschen über unglaublich junge Arterien, ein geringes Risiko für Herzerkrankungen und Schlaganfälle, über ein geringes Risiko für hormonabhängige Krebserkrankungen (Brüste, Eierstöcke, Prostata und Darm), über starke Knochen, einen wachen Verstand, schlanke Körper, ein niedriges Stressniveau und eine ausgezeichnete seelisch-geistige Gesundheit verfügen", hieß es in dem Bericht des Forschungsteams.

Werden die Ernährungsweisen der Abchasen, der Bewohner Vilcabambas und der Hunzas verglichen, so ergibt sich eine überraschende Gemeinsamkeit: Am Schwarzen Meer, im Himalaja und in Südamerika essen diese Menschen einen Kohlenhydrat-Anteil von zwischen 65 und 75 Prozent aus Gemüsen, Korn und Früchten. Der Anteil pflanzlicher Nahrung rangiert insgesamt zwischen 90 und 99 Prozent. Der Fettverzehr ist sehr gering. Tierische Produkte machen lediglich zwischen einem und maximal 10 Prozent aus. Der Zuckerverbrauch beträgt in allen drei Fällen null. Alle drei Volksgruppen kennen keine industriell verarbeiteten Nahrungsmittel und auch keine krankhafte Fettleibigkeit. Und alle drei sind jeden Tag ihres Lebens in Bewegung. Sie arbeiten auch noch mit 100 Jahren.
Am meisten hat mich ein Sprichwort der Einwohner von Vilcabamba beeindruckt: „Jeder von uns hat zwei Ärzte. Das linke und das rechte Bein."

9. KAPITEL

ISS DICH SCHLANK!

„Wohlbeleibte Menschen sterben eher eines schnellen Todes als magere."

Hippokrates

„Sättigung?", fragte mich ein Bekannter, der ungefähr 20 Kilo mehr als sein Normalgewicht auf die Waage bringt. „Was ist das?" Als ich von ihm wissen wollte, nach welchen Mahlzeiten und nach welchem Zeitraum er das Gefühl der Sättigung verspürt, antwortete er nur: „Entweder ich habe mächtig Hunger – oder mir ist schlecht vom Essen." Können Sie das vielleicht sogar nachvollziehen?
Dann lassen Sie *einfach* alle tierischen Produkte wie Fleisch, Wurst, Eier, Milch, Käse, Quark und Fisch weg. Setzen Sie auf vollwertige pflanzliche Nahrungsmittel wie Kartoffeln, Getreide, Hülsenfrüchte, Gemüse, Salate und Obst. Dann brauchen Sie auch keine Kalorien mehr zu zählen. Ich sage Ihnen: Es funktioniert. Ihre Figur wird so, wie sie sein soll. Auf Dauer.

„Sie haben leicht reden", werden Sie jetzt sagen. „Von wegen ›Lassen Sie einfach alles weg, was Ihnen bisher Spaß am Essen gemacht hat.‹ Einfach ist das ganz bestimmt nicht."
Aber Sie haben es sicher auch noch nicht versucht. Im Gegensatz zu den schmerzgeplagten Arthrosepatienten, die ihre Zuflucht zu Obst und Gemüse gesucht haben, um ihre Qualen loszuwerden. Zu einer solchen Patientin sagte einer ihrer Freunde, der ebenfalls unter Arthrose litt: „Aber diese Ernährungsweise ist mir dann doch zu extrem!" Und sie erwiderte

prompt: „Dann sind deine Schmerzen eben noch nicht extrem genug!" Dieser Satz ging mir seither nicht mehr aus dem Kopf. Das Problem in unserer Gesellschaft besteht nun aber darin, dass die schlimmsten Leiden, die uns heimsuchen, etwa Bluthochdruck, Arteriosklerose, Diabetes und Krebs, oftmals lange Zeit überhaupt keine Beschwerden machen – sondern erst dann, wenn es schon (fast) zu spät ist.
Allerdings ist es für eine Umstellung der Ernährung eigentlich nie zu spät. Wie sagte der römische Redner und Philosoph Cicero doch mal so treffend: „Hör nie auf anzufangen, fang nie an aufzuhören."

Es ist nämlich eine Frage des Wollens, nicht des Müssens. Der amerikanische Arzt John McDougall ist einer von denen, die auch erst bekehrt werden mussten. Er erinnert sich noch genau: „Früher bestanden meine Mahlzeiten aus rotem Fleisch (ohne Kohlenhydrate), Hühnchen (ohne Kohlenhydrate), Fisch (ohne Kohlenhydrate), Käse (mit 2 Prozent Kohlenhydraten), tierischen Fetten und Pflanzenölen (ohne Kohlenhydrate). Nach dem ersten Teller war ich immer noch heißhungrig. Nach dem zweiten fühlte sich mein Magen schon gefüllt an, aber ich war immer noch gierig. Nach dem dritten Teller hatte ich dann genug. Ich fühlte mich so vollgestopft, dass es wehtat." Und trotzdem hatte er auch dann noch das Verlangen nach einem schönen Schweinerippchen vom Grill.
Das ist allerdings schon rund 40 Jahre her. Dieses Verlangen verschwindet, wie McDougall versichert, mitsamt dem häufigen Heißhunger bei einer Ernährungsweise, die auf pflanzlichen und vor allem stärkehaltigen Nahrungsmitteln basiert.
Diese Kohlenhydrate stehen im Zentrum einer solchen Diät. Sie verleihen Spannkraft, sie verringern das Gewicht, sie verhüten Krankheiten und können bereits entstandene Erkrankungen häufig sogar heilen. Jeder kennt natürlich die schlimmen Sprüche über diese Nahrungsgruppe: „Kartoffeln machen dick." Oder: „Brot geht auf die Hüften." Oder: „Nudeln machen dich zur Nudel." Neuerdings kommt noch der Spruch

„*Dumm* wie Brot“ hinzu, um zu signalisieren, dass Weizenprodukte den Menschen verblöden lassen, weil sie angeblich sein Gehirn zersetzen. Aber alle diese Sprüche sind ebenso Unsinn wie die sattsam bekannten Werbeparolen „Milch macht müde Männer munter“. Oder: „Fleisch ist ein Stück Lebenskraft.“

DIE RICHTIGEN KOHLENHYDRATE ESSEN

Tatsache ist, dass Menschen, die sich auf Dauer überwiegend mit naturbelassenen Pflanzenprodukten ernähren, nur in den seltensten Fällen Übergewicht aufweisen. Dabei führen sie sich mit Sicherheit alle lebenswichtigen Nährstoffe zu. Die China Study hat zum Beispiel ergeben, dass chinesische Büroangestellte – das war noch die am wenigsten körperlich aktive Gruppe der untersuchten Menschen – nicht nur 30 Prozent mehr Kalorien (pro Kilogramm Körpergewicht) am Tag verbrauchten als der durchschnittliche Amerikaner. Und trotzdem wogen die Chinesen 20 Prozent weniger.

Mit dem Hinweis, dass Chinesen viel mehr Rad fahren als US-Amerikaner, war dies nicht allein zu erklären. Die wahre Erklärung liefern vielmehr Studien, die nachgewiesen haben, dass Kohlenhydrate sich gar nicht so leicht in Fett umwandeln lassen, wie immer behauptet wird. Dagegen geht verzehrtes Fett tierischen oder pflanzlichen Ursprungs prompt auf die Hüften. Eine US-Studie von 2001 zum Thema „Fettentstehung während kontrollierter Überfütterung mit Glukose und Saccharose bei schlanken und übergewichtigen Frauen“ hatte Erstaunliches ergeben: Von den täglich den Frauen zugeführten 540 Kilokalorien aus zweierlei Zuckerarten wurden nur ganze 36 Kilokalorien in Fett verwandelt.
Eine frühere US-Studie von 1985 hatte bereits gezeigt, warum das so ist: Wird Fett über den Bedarf hinaus verzehrt, benötigt der Mensch nur 3 Prozent dieser Kalorien, um die Verwandlung in Fettpolster zu bewir-

ken. Isst er jedoch Kohlenhydrate, dann muss ein komplettes Drittel der verzehrten Kalorien für die Umwandlung in Fett verwendet werden. Und dies auch nur dann, wenn die vorrangige Umwandlung der Kohlenhydrate in Körperwärme noch Kalorien übrig lässt, die gespeichert werden müssen. Denn eigentlich führt ein Überangebot von Kohlenhydraten stets erst einmal dazu, dass der Mensch mehr Wärme produziert und körperlich aktiver wird.

Das hatte übrigens auch Campbells Tierversuch mit Ratten gezeigt: Alle Tiere, die wenig Protein, aber dafür viele Kohlenhydrate mit der Nahrung bekamen, waren quicklebendig und benutzten freiwillig sehr viel häufiger ihr Laufrad im Käfig als jene, die so viel Eiweiß bekamen, wie es der westlichen Ernährung entspricht. „Obst, Gemüse und ungeschältes Getreide sind die gesündesten Nahrungsmittel, die Sie konsumieren können", folgerte Campbell daraus. „Und sie bestehen hauptsächlich aus Kohlenhydraten."

Natürlich sind mit Kohlenhydraten hier nicht Weißbrot und Weizenmehl Type 405 gemeint. Dieses „kastrierte Korn" wird industriell seiner Schalen und Keime und damit auch seiner meisten Ballaststoffe, Vitamine und Mineralstoffe beraubt (siehe die Tabelle auf Seite 74). Das wird gemacht, damit das Mehl besser haltbar ist, also nicht so schnell ranzig wird, und beim Backen bessere Eigenschaften aufweist. Außerdem sieht dieses gebleichte Mehl auch appetitlicher aus und verführt dazu, mehr zu verzehren, als nötig wäre. Dennoch enthalten Produkte aus solchem Mehl im Verhältnis mehr wichtige Nährstoffe als viele beliebte tierische Produkte.

Es geht bei den hier empfohlenen Kohlenhydraten auch nicht um Zuckerzeug, Chips und Kekse, nicht um Pizzas und süße Limonaden. Die darin enthaltenen Kohlenhydrate sind extrem rasch verdaulich und gelangen folglich als Blutzucker wie eine Tsunami-Welle aus der Verdauung in die Blutbahn. Auf Dauer überfordern sie damit unseren Organismus und richten verheerenden Schaden an.

KASTRIERTES KORN: SO VIEL GEHT BEI DER VERARBEITUNG VON WEIZEN ZU WEISSMEHL VERLOREN	
Nährstoff	Verlust (in %)
Vitamin E	95
Ballaststoffe	95
Vitamin B_6	87
Eisen	84
Mangan	82
Riboflavin (Vitamin B_2)	81
Niacin (Vitamin B_3)	80
Zink	76
Kalium	74
Thiamin (Vitamin B_1)	73
Phosphor	69
Kupfer	62
Folsäure	59
Kalzium	56
Pantothensäure (Vitamin B_5)	56
Selen	52
Eiweiß	25

Quelle: U.S. Department of Agriculture (USDA)

Nur 5 Prozent der Ballaststoffe und des Vitamin E, 16 Prozent des Eisens, 20 Prozent wichtiger B-Vitamine und nur75 Prozent des pflanzlichen Eiweißes bleiben erhalten, wenn Weizen zu Weißmehl Type 405 ausgemahlen wird.

Hier ist die Rede von den Kohlenhydraten der sogenannten komplexen Form, bei denen es Zeit braucht, bis der Verdauungsapparat sie aufgeschlüsselt, in ihre Bestandteile zerlegt und den Organen zugeführt hat. Kohlenhydrate also, die der Mensch in den vergangenen 30.000 Jahren als Hauptnahrung zu sich genommen hat – was immer Besserwisser auch behaupten mögen: So erklärt beispielsweise der Autor des Buches *Dumm wie Brot*, Dr. David Perlmutter, die Nahrung der Menschen in der Steinzeit habe zu 75 Prozent aus Fett, zu 20 Prozent aus Eiweiß und nur zu 5 Prozent aus Kohlenhydraten bestanden. Dass diese Behauptung blanker Unsinn ist, liegt auf der Hand: Selbst wenn sich Steinzeitmenschen ausschließlich von Tieren ernährt hätten – was sie natürlich nicht taten – wären sie auf nicht mehr als 4 Prozent Fettanteil gekommen, denn ein Reh und ein Wildschwein enthalten nur 3,5 Prozent, ein Fasan 5 Prozent, ein Hase 3 Prozent, eine Forelle 3 Prozent, Süßwasser-Muscheln 1,5 Prozent und das fetteste Wildtier überhaupt, die Wildente, maximal 15 Prozent Fett. Meines Wissens gab es damals auch noch keine Kanister mit Frittieröl, keine Butterberge und kein Schweineschmalz, auch keinen Fettnapf für Notzeiten wie in Grimms Märchen von Katze und Maus in Gesellschaft.

Nach heutigen wissenschaftlichen Erkenntnissen aßen Steinzeitmenschen vorrangig Früchte, Wurzeln, wilde Getreidearten, Beeren, Samen, Hülsenfrüchte, Sprossen, Gemüse, Pilze, Nüsse, Honig, Larven, Kleintiere, Eier, Großwild, Geflügel und Fisch. Eier konnten nur im Frühjahr gefunden werden, Beeren und Früchte gab es nur im Sommer und im Herbst. Die Jagd war das ganze Jahr schwierig, aber Samen, Hülsenfrüchte, Getreide und Nüsse konnten jedenfalls auf Vorrat gesammelt und für den Winter aufbewahrt werden.

Kohlenhydrate aus diesen Hauptnahrungsmitteln verbannen jedenfalls das Hungergefühl für viele Stunden. Wer jedoch überwiegend protein- und fettreiche Tierprodukte zu sich nimmt, entwickelt einen Mangel

an jenen Nährstoffen, die in den pflanzlichen Lebensmitteln überreich vorhanden sind. Die Folge: Trotz einer hohen Aufnahme von Kalorien kommt immer wieder Heißhunger auf. Der Körper verlangt nach dem, was ihm fehlt.
Etwa nach Bohnen, Linsen, Kichererbsen. Nach Gerste, Reis oder Haferflocken. Nach Hirse, Einkorn oder Amaranth. Nach Möhren, Pastinaken, Süßkartoffeln. Nach Auberginen, Blumenkohl und Okra. Nach Nektarinen, Feigen und Papayas. Nach Sesam, Cashews und Haselnüssen – um nur ein paar der unzähligen vollwertigen Nahrungsmittel zu nennen.
McDougall nennt diese gern auch „Seelennahrung" *(Comfort Foods)*, weil sie auf nicht belastende Weise sättigen und uns in eine gute, positive Stimmung versetzen. Ihre Inhaltsstoffe sorgen jedenfalls für die Freisetzung von Hormonen, die uns zufrieden und glucklich machen.

Dr. McDougall hat sich intensiv mit der Geschichte der menschlichen Ernährung befasst. In den vergangenen 13.000 Jahren haben sich die frühen Menschen auf der ganzen Welt fast ausschließlich von stärkehaltigen Getreiden, Wurzeln und Knollen ernährt. In Südamerika waren es Mais und Kartoffeln, in Europa und Mittelasien Hülsenfrüchte, in Mittelamerika Süßkartoffeln, im Vorderen Orient Gerste und Hafer, im Fernen Osten Reis und Roggen.

McDougall führt die gesamte Entwicklung des Menschen hauptsächlich auf dessen pflanzliche Ernährung zurück: „Diese Nahrungsmittel wie Wurzeln, Körner und Hülsenfrüchte wuchsen überall auf der Welt, konnten auch einfach gesammelt werden. Sie ermöglichten es sogar, im unwirtlicheren Klima des Nordens die Winter zu überleben, wenn draußen keine Früchte und Gemüse gediehen. Schließlich sorgten sie für die Energie, die unser Gehirn für sein Wachstum erforderte, das es heute auf die dreifache Kapazität eines Primaten bringt."

DIE ERNÄHRUNG UNSERER VORFAHREN

Wer immer noch glaubt, dass für Kraft und Ausdauer tierische Nahrungsmittel am besten sorgen, der führe sich nur die paar nachstehenden bewiesenen Tatsachen vor Augen:

- Alexander der Große, der mit seinen Truppen sogar bis nach Indien vordrang, ließ seine Soldaten hauptsächlich mit pflanzlichen Nahrungsmitteln versorgen.
- Julius Cäsars Legionen beschwerten sich in einem Feldzug über zu viel Fleisch im Essen und forderten einen höheren Anteil von Getreide.
- Die Untersuchung der Gebeine von 60 römischen Gladiatoren aus dem türkischen Ephesus hat erst unlängst ergeben, dass sich die antiken Schwertkämpfer hauptsächlich von Gerste ernährten.
- Auch die Neandertaler aßen eine Kost, die reich war an pflanzlichen Speisen – wie unter anderem Reste von Getreidekörnern zeigen, die zwischen ihren Zähnen gefunden wurden.
- Dagegen ergab die wissenschaftliche Untersuchung ägyptischer Mumien, dass Pharaonen und hohe Priester – also jene, die das Privileg hatten, sich einbalsamieren zu lassen – an Arteriosklerose, Übergewicht, Gallensteinen und Karies litten – allesamt Krankheiten, die durch eine sehr fleisch- und fettreiche Ernährung begünstigt werden, wie sie im alten Ägypten aber auch nur den Personen in allerhöchsten Ämtern zustand.

10. KAPITEL

IN DER FETT-FALLE

„Wer nicht jeden Tag etwas Zeit für seine Gesundheit aufbringt, muss eines Tages sehr viel Zeit für die Krankheit opfern."

Sebastian Kneipp

„Fett spielt bei mir keine besonders wichtige Rolle", sagen viele. „Ich ernähre mich jedenfalls so fettarm wie nur möglich." Das bedeutet im Klartext: mageres Fleisch, fettarmes Geflügel, magere Fische, fettreduzierte Wurst, Halbfettbutter.

Aber unterm Strich sind dies alles immer noch tierische Produkte mit einem besonders hohen Anteil an tierischem Eiweiß. Dass auch diese ungesund sind, wird ganz einfach verschwiegen. Was uns Verbrauchern nämlich niemand gesagt hat – bis die *China Study* von T. Colin Campbell erschien –, ist die Tatsache, dass nicht allein das Fett uns übergewichtig und krank werden lässt. Denn eine solche Behauptung hätten die allmächtige Ernährungsindustrie und die landwirtschaftlichen Verbände nicht zugelassen.

Campbell berichtet freimütig von den Zwängen, die den vermeintlich unabhängigen Wissenschaftlern auferlegt wurden, wenn sie in den USA Ernährungsrichtlinien verfassten, (die später meist eins zu eins von europäischen Ländern und in der ganzen Welt übernommen wurden). Als beispielsweise 1982 der Bericht über Diät, Ernährung und Krebs *(Diet, Nutrition and Cancer)* unter Campbells Beteiligung verfasst wurde, gab es schon eine Reihe von Studien, die nachwiesen, dass eine Ernährung mit überwiegend tierischen Produkten gefährlich für die Gesundheit ist. Aber um das Erscheinen des Berichtes nicht zu gefährden, konzentrierte man sich kurzerhand auf isolierte Inhaltsstoffe der Nahrung, zum Beispiel auf Fett. Es wurde seinerzeit vorgeschlagen, den Fettanteil in der täglichen Ernährung auf rund 30 Energieprozent zu begrenzen. Diese Zahl war völlig willkürlich. Den tatsächlichen wissenschaftlichen Erkenntnissen zufolge hätte ein viel niedrigerer Wert gefordert werden müssen.

Aber das durfte nicht sein, erklärt Campbell: „Der Leiter der Abteilung Ernährungsforschung des US-Landwirtschaftsministeriums erklärte uns, dass, falls wir unter 30 Prozent gehen würden, dies hieße, dass die Konsumenten ihren Konsum von Nahrungsmitteln tierischer Herkunft einschränken müssten, was den Untergang des ganzen Berichts bedeuten würde."

Alle Studien an Menschen hatten bis dahin bereits gezeigt, dass Krebserkrankungen nicht nur durch Fett, sondern genauso durch Tierprotein, Nahrungscholesterin und weitere Stoffe, die ausschließlich in tierischen Nahrungsmitteln vorkommen, ausgelöst werden.

Die damals also willkürlich gewählte Fettempfehlung ging dann um die ganze Welt. Und sie hat sich seitdem ohne Korrektur fast 35 Jahre gehalten. Laut der Deutschen Gesellschaft für Ernährung (DGE) sollte unser Fettverzehr nicht höher liegen als bei 30 Prozent der täglich aufgenommenen Nahrungskalorien. Das wären etwa 60 bis 80 Gramm Fett. Tatsächlich liegt der Fettverzehr in Deutschland doppelt so hoch: bei 130 bis 160 Gramm pro Tag und Kopf – das sind 200 Prozent der Empfehlung und allein 1.170 bis 1.440 Kilokalorien aus Fett.

Fett ist übrigens das wichtigste Anzeichen für den hohen Verzehr tierischer Produkte. Pflanzliche Nahrungsmittel enthalten fast kein Fett.

So ist es auch zu erklären, dass die Häufigkeit von Brustkrebs beispielsweise in Ländern wie Thailand oder Japan besonders niedrig ist, wo der Fettkonsum weniger als 30 Gramm (also etwa 250 Kilokalorien) beträgt; hingegen sind die Krebsraten fünfmal so hoch in Ländern wie Dänemark, Großbritannien oder den Niederlanden, wo acht- bis neunmal so viel Fett (zusammen mit tierischen Nahrungsmitteln) aufgenommen wird wie in Fernost. Die Deutschen liegen mit 1.250 Kilokalorien aus Fett pro Kopf und Tag ebenfalls im obersten Viertel, während Spanien und Griechenland mit 900 Fettkalorien sogar etwas besser abschneiden.

Hoher Fettverzehr, gepaart mit dem Konsum von Fleisch, Fisch, Eiern und Milchprodukten, ist auch der Auslöser für die höchsten Raten an tödlichen Herzinfarkten und Schlaganfällen in den westlichen Ländern. In dieser traurigen Rangliste belegen die Vereinigten Staaten Platz eins, gefolgt von Finnland, Kanada und Australien. Deutschland liegt auf Platz sieben.
Es ist kein Wunder, wenn ein Arzt wie Caldwell B. Esselstyn sogar schwer erkrankte Herzpatienten mithilfe einer gut durchdachten Diät in Kombination mit relativ schwach wirkenden Cholesterinsenkern heilen konnte. Esselstyn ist eigentlich Chirurg mit den Spezialgebieten Brust- und Schilddrüsenkrebs sowie Krebs der Verdauungsorgane. Er hat sich aber seit jeher intensiv für Herz-Kreislauf-Krankheiten interessiert, zumal sein Vater und sein Schwiegervater, beides angesehene Ärzte mit „gesunder Lebensweise", an Diabetes litten, Schlaganfälle hatten und unterschiedliche Krebsarten entwickelten, bevor sie jeweils an einem Herzinfarkt starben.

Die Diät, die Esselstyn später seinen Herzpatienten auferlegte, die bereits Herzinfarkte und Bypassoperationen hinter sich hatten, war erheblich strenger als die Empfehlungen der Kardiologen, nach der sich Herzpatienten ansonsten richten sollen. Er strich nicht nur sämtliche tierischen

Nahrungsmittel wie Fleisch, Fisch, Geflügel, Wurst sowie Milch und Milchprodukte aus dem Ernährungsplan; er verbot zusätzlich auch alles Fett und Öl, das sonst zum Braten oder für Salatmarinaden verwendet wird. Esselstyn verweist auf eine ganze Reihe von Studien, die nachweisen, dass nicht nur tierische Fette, sondern auch pflanzliche Öle wie Oliven- und Rapsöl zu Arteriosklerose führen, weil sie neben den „guten Fettsäuren" eben auch überwiegend gesättigte und einfach ungesättigte Fettsäuren enthalten. Patienten, die Esselstyns Diät strikt einhielten, hatten in elf Jahren keinen Herzinfarkt mehr und auch keine Beschwerden – bis auf einen, der zwei Jahre lang von der Diät abgewichen war.
Auch Fett allein kann demnach Herzinfarkte auslösen. Esselstyn erinnert sich an einen verzweifelten Patienten, der nach einer fünffachen Bypass-OP 14 Jahre lang strikt Diät hielt und bei dem sich dennoch wieder Herzbeschwerden einstellten. Erst bei detaillierter Untersuchung seines Ernährungsplans stellte sich heraus, dass der Patient bei jeder Hauptmahlzeit reichlich „herzgesundes Olivenöl" zu sich nahm. Auf Esselstyns Rat hin ließ er es konsequent weg – und die Herzbeschwerden verschwanden.

Laut Dr. McDougall verändert der Verzehr von Fett und Öl den Stoffwechsel aller Körperzellen und kann auf diese Weise Herz-Kreislauf-Krankheiten, Diabetes und Krebs fördern. Das trifft nicht nur für die als ungesund angeprangerten gesättigten Fettsäuren zu, sondern für alle Fette, einschließlich der pflanzlichen Öle. McDougall verweist auf eine ganze Reihe von Studien, die dies nachweisen. Schon 1990 wurde demnach festgestellt, dass Fette mit überwiegend gesättigten Fettsäuren ebenso wie Olivenöl mit überwiegend einfach ungesättigten Fettsäuren und Öle mit überwiegend mehrfach ungesättigten Fettsäuren, die Omega-3- und Omega-6-Fettsäuren enthalten, die Bildung neuer arteriosklerotischer Plaques fördern.

DIE GESUNDE BALANCE VON OMEGA-3- UND OMEGA-6-FETTSÄURE

1994 wurde in einer Studie erhärtet, dass Omega-3- und Omega-6-Fettsäuren eine bestehende Arteriosklerose verschlimmern. 1997 und 1999 wiesen weitere Studien nach, dass Olivenöl den sogenannten Faktor VII im Blut ansteigen lässt – das ist ein Stoff, der die Blutgerinnung fördert, was bei den meisten Herzinfarkten und Schlaganfällen zu fatalen Folgen führt.

Wer sich Gedanken macht über seine Versorgung mit den essenziellen, also lebenswichtigen Omega-3- und Omega-6-Fettsäuren, der sollte wissen, dass vor allem ein gesundes Verhältnis dieser beiden Fettsäuren angestrebt werden muss – und durchaus nicht eine möglichst hohe Zufuhr von Omega-3-Fettsäuren mit der Nahrung. Im Buch *Gabel statt Skalpell* wird klargemacht, was darunter zu verstehen ist. In der Nahrung unserer frühesten Vorfahren betrug das mengenmäßige Verhältnis von Omega-3-Fettsäuren zu Omega-6-Fettsäuren zwischen 1 : 1 und 1 : 4. Der erhöhte Konsum von Fleisch, Fett und Pflanzenölen hat dazu geführt, dass dieses Verhältnis heute in Deutschland zwischen 1 : 15 bis 1 : 20 liegt. Das ist aber brandgefährlich. Omega 6 ist reichlich in unserer Diät vorhanden, besonders konzentriert in Distel- (1 : 148), Traubenkern- (1 : 138) und Sonnenblumenöl (1 : 122)! In mancher Margarine beträgt das Verhältnis 1 : 82. Wer aber zu viel Omega-6-Fettsäuren aufnimmt, bildet aus dem Überschuss einen Stoff, genannt Arachidonsäure, der die Blutgerinnung steigert, Allergien fördert, Entzündungen, Rheuma, Darmerkrankungen, multiple Sklerose und sogar Alzheimer bewirken kann.
Omega-3-Fettsäuren sind sozusagen der Gegenspieler der Omega-6-Fettsäuren, der ihre ungesunde Wirkung in Schach hält. Wer durch betont pflanzliche Ernährung ein gesundes Verhältnis dieser beiden Fettsäuren erreicht, indem er vor allem weniger Omega-6-Fettsäuren

zu sich nimmt, begegnet den genannten Erkrankungen am wirksamsten. Er muss sich erst gar nicht mit Kaltwasserfischen, Leinöl oder Omega-3-Nahrungsergänzungsmitteln vollstopfen, um seinen Bedarf zu decken.

DIE WAHRHEIT ÜBER OLIVENÖL

Der relativ hohe Gehalt an Olivenöl ist auch der Grund dafür, dass inzwischen Experten wie T. Colin Campbell, John A. McDougall und Caldwell B. Esselstyn die sogenannte Mittelmeerdiät strikt ablehnen, die seit einer Studie von Wissenschaftlern im französischen Lyon in den 90er-Jahren einen wahren Siegeszug um die Welt angetreten hat. Immerhin stammen bei dieser Diät 34 Prozent der Nahrungskalorien aus Fett, hauptsächlich aus Oliven- und Rapsöl.

Zwar hatte die Studie ursprünglich beeindruckende Ergebnisse bei Herzpatienten nachgewiesen. Was aber nicht berichtet wurde, ist das, was Dr. Esselstyn in seinem Buch *Herzerkrankungen verhüten und zurückbilden (Prevent and Reverse Heart Disease)* darlegt: „Am Ende der Studie, also etwa vier Jahre nach dem Start, war jeder vierte Herzpatient, der die Mittelmeerdiät befolgte, entweder gestorben oder hatte einen erneuten Notfall erlitten." Dr. McDougall wundert sich, dass ausgerechnet das Olivenöl für den gesundheitlichen Wert der Mittelmeerdiät verantwortlich gemacht wird: „In Wirklichkeit hält die Mittelmeerdiät trotz des Olivenöls viele Menschen gesund."

T. Colin Campbell kommentierte die Mittelmeerdiät bei einem Kongress über Cholesterin und arterielle Erkrankungen folgendermaßen: „Die Mittelmeerdiät und die Ernährungsweise im ländlichen China sind beinahe gleich. Nur das Fehlen von Öl in der chinesischen Ernährungsweise macht den gesundheitlichen Vorrang bei den Chinesen aus."

Auch deshalb tritt Esselstyn für eine vorbeugende Ernährung ohne jegliche Zusätze von Fett oder Öl ein.

11. KAPITEL

DAS MILCH-MÄRCHEN

„Wohlgetan ist es, die Gesunden sorgfältig zu führen, damit sie nicht krank werden."

Hippokrates

Milch ist ja so gesund. Die Klitschko-Brüder verzehren zuckerhaltige Milchschnitten für die TV-Werbung, als wären es lebenswichtige Bausteine der menschlichen Ernährung. Joghurt hält schlank und den Darm gesund. Käse lässt uns steinalt werden. Und doch: „Kasein, das Haupteiweiß in der Kuhmilch, könnte eines der wirksamsten chemischen Karzinogene sein, das jemals identifiziert wurde." Dieser Satz aus dem Bestseller *Gabel statt Skalpell* geht auf die Untersuchungen T. Colin Campbells zurück. Milch und die Produkte daraus wie Käse, Joghurt oder Quark sind also krebserregend?

Leider ja. Und nicht nur das: „Milchprodukte erhöhen das Risiko für chronische Erkrankungen. Vor allem Kuhmilch wurde mit einem erhöhten Risiko für Krebs, für juvenilen Diabetes, multiple Sklerose und viele andere Beschwerden in Verbindung gebracht", fährt das genannte Buch fort. Der Mediziner John A. McDougall hat sogar eine ganzseitige Tabelle angefertigt, die eine Reihe der durch Milchverzehr möglichen Krankheiten enthält. Das reicht von Lippengeschwüren, Erbrechen und Magengeschwüren über blutigen Stuhlgang, Darmentzündung, Fließschnupfen, Innenohrentzündung und rheumatische Arthritis bis hin zu Schizophrenie, Parkinson, Depressionen, Bettnässen, abnormer Neigung zur Blutgerinnung, Herzinfarkt und Tod durch anaphylaktischen Schock.

Es gibt da auch Erklärungen, auf welche Art und Weise die Milch uns schaden kann. Es ist zum einen das Eiweiß, zum anderen das Fett, das auch in fettreduzierter Milch noch einen üppigen Teil der Kalorien ausmacht. Selbst Milch mit 1,5 Prozent Fettgehalt transportiert noch knapp ein Drittel ihrer Kalorien über den Fettgehalt. „Krebs wird zumindest teilweise durch fettreiche und fettarme Milchprodukte verursacht", stellt Dr. McDougall fest. Seiner Darstellung nach fördert das Eiweiß der Milch die Bildung bestimmter Wachstumshormone, die erwiesenermaßen an der Entstehung und dem rasanten Fortschreiten von Brust-, Prostata, Darm-, Hirn- und Lungenkrebs beteiligt sind. Darüber hinaus führt McDougall viele Allergien und Autoimmunerkrankungen auf den Verzehr von Milch zurück.

In seiner *China Study* erklärt Campbell den Entstehungsprozess bestimmter Krankheiten: Unser Immunsystem bildet Truppen von Zellen aus, die auf eine bestimmte Struktur der Angreifer, seien es Bakterien, Viren oder Pilze, programmiert sind. „Manchmal passiert es, dass fremde Angreifer, die von unseren ‚Soldatenzellen' aufgespürt werden, genauso aussehen wie unsere eigenen Körperzellen. Das Immunsystem zerstört daraufhin unter bestimmten Umständen alles, was in dieses Schema passt – einschließlich unserer eigenen Zellen."
So kann es passieren, dass etwa bei Kleinkindern Eiweißbestandteile bei einer Infektion durch einen geschädigten Verdauungstrakt in den Blutstrom geraten, bevor sie noch restlos in ihre kleinsten Bestandteile zerlegt worden sind. Solche Eiweiße können den Erregern ähneln, auf die das Abwehrsystem programmiert ist. Stammt ein solches Eiweiß von der Mutter des Kindes, kann es passieren, dass die betreffenden Organe im Körper des Kindes angegriffen werden. Dies wäre auch die Erklärung für das Entstehen von Diabetes Typ 1, bei dem die Insulin produzierende Bauchspeicheldrüse vom Abwehrsystem angegriffen und allmählich zerstört wird.

Aber auch fremde Eiweiße können dem Eiweiß der menschlichen Körperorgane ähneln. Campbell: „Eines der Nahrungsmittel, das eine Quelle vieler Fremdproteine ist, welche unsere körpereigenen Eiweiße nachahmen, ist Kuhmilch." So kann es passieren, dass sich etwa bei Kleinkindern, die durch zu frühes Abstillen mit Kuhmilch genährt werden oder die an einer Darminfektion leiden, durch Milcheiweiß ein Typ-1-Diabetes entwickelt. Wenn solche Eiweißpartikel nämlich in die Blutbahn geraten, greift das Abwehrsystem versehentlich auch die Zellen der Bauchspeicheldrüse an – weil diese in die Schablone der „Eiweiß-Feinde" passen. Ähnlich können sich Allergien, Asthma, multiple Sklerose, Arthritis, Anämie oder Schilddrüsenerkrankungen bilden.

Campbell vermutet, dass es sich bei all diesen Erkrankungen im Grunde um die gleiche Krankheit handelt, die nur an verschiedenen Organen oder Stellen im Körper auftritt. Jedenfalls wurde bereits 1992 im angesehenen *New England Journal of Medicine* dieser Zusammenhang zwischen Diabetes und Kuhmilch bei kleinen Kindern nachgewiesen. Und Mitte der 90er-Jahre zeigte eine Studie in Finnland, wo der Milchverbrauch weltweit mit am höchsten ist, dass der Konsum von Kuhmilch das Risiko für Diabetes Typ 1 um das Fünf- bis Sechsfache erhöht.

MILCHKONSUM UND VITAMIN-D-MANGEL

Damit noch nicht genug. Erst in den letzten Jahren ist voll erkannt worden, wie sehr Vitamin D unsere Gesundheit beeinflusst. Es beugt Krebs vor, kann Autoimmunerkrankungen wie Diabetes, Allergien oder multiple Sklerose verhindern und einer ganzen Reihe von anderen Erkrankungen vorbeugen. Experten wie Campbell warnen jedoch davor, Vitamin D in Form von Präparaten einzunehmen, die ohnehin nicht die „aktive Form von Vitamin D" enthalten. Diese wird erst vom Körper selbst aus dem Vitamin D unserer Nahrungsmittel oder durch Sonneneinwirkung auf die Haut gebildet. „Ein Arzneimittel, das aus isoliertem aktiven Vitamin besteht, wäre für eine medizinische Verwendung bei Weitem zu stark und zu gefährlich", behauptet Campbell.

Dieser Ansicht ist auch Dr. McDougall, der im Übrigen die derzeit gültigen Empfehlungen für die Zufuhr und die gängigen Blutwerte bei Vitamin D für gefährlich überzogen hält. Immer häufiger wird empfohlen, die Blutwerte feststellen zu lassen, die 30 bis 80 Nanogramm (ng) pro Milliliter Blut betragen sollten. „Ich bin davon überzeugt, dass ein Blutspiegel von 20 ng/ml oder etwas höher durchaus ausreichend ist", sagt McDougall. Definitiver Mangel besteht bei Werten von 10 oder niedriger; bei Werten unter 19 sollte an häufigere Sonnenbäder gedacht werden. Natürliches Sonnenlicht ist dabei vorzuziehen, aber selbst vernünftig genutzte Sonnenstudios hält McDougall immer noch für angebrachter als die Einnahme von Vitamin-D-Präparaten. Diese seien als letztes Mittel anzusehen, denn die Einnahme von Vitamin D könne zu Krankheiten wie hohen Cholesterinwerten, Prostata- und Pankreaskrebs, Immunschwäche, Nierensteinen und Nierenerkrankungen führen. Wer dennoch Vitamin D einnehmen muss, sollte nicht mehr als 200 Internationale Einheiten (IE) pro Tag zuführen und nicht, wie in den USA empfohlen, 2.000 bis 4.000 IE. Der menschliche Organismus dosiert die Bildung von Vitamin D automatisch richtig.
Aber nur, wenn auch die Ernährungsweise stimmt. „Das Tierprotein, das wir konsumieren, hat die Tendenz, die Produktion von aktivem Vitamin D zu blockieren", erklärt Campbell. Außerdem könne eine dauernde gesteigerte Aufnahme von Kalzium das Problem noch verstärken. Insbesondere Milch enthalte beide Komponenten – tierisches Protein und reichlich Kalzium. Über den entstehenden Vitamin-D-Mangel bei erhöhtem Genuss von Milch und Milchprodukten erklärt Campbell auch die wissenschaftlich festgestellte Beziehung zwischen Milchkonsum und Prostatakrebs.

12. KAPITEL

DER STOFF, DER HIRNE SCHWINDEN LÄSST

„Zwischen Essen und Ernähren können Welten liegen."

Sprichwort

Vielleicht haben Sie den Begriff „Methionin" überhaupt noch nie gehört. Dann sollten Sie ihn sich aber einprägen. In Zukunft wird mit Sicherheit noch oft die Rede davon sein. Ebenso wie von Homocystein. Die beiden sind eng miteinander verwandt. Diese beiden Stoffe stehen in dringendem Verdacht, Altersdemenzen wie Alzheimer und Parkinson zu fördern.

Eigentlich ist es schon längst mehr als ein Verdacht, wenn man die Erkenntnisse von Wissenschaftlern des Max-Planck-Instituts für Biochemie und der Ludwig-Maximilian-Universität München betrachtet. Die haben nämlich bereits 2009 nachgewiesen, dass Methionin unter bestimmten Umständen an der Fehlbildung von Eiweißbausteinen beteiligt ist, wie sie nachweislich bei Alzheimer und Parkinson im Gehirn stattfinden.

Aber erst einmal: Was ist Methionin? Ein schwefelhaltiger Eiweißbaustein, der zu den lebenswichtigen, also „essenziellen" Aminosäuren zählt, der also unbedingt mit der Nahrung zugeführt werden muss. Methionin ist wichtig für den Aufbau von Eiweiß im Körper, ebenso für viele Stoffwechselfunktionen. Aber wenn dieser Eiweißbaustein im Überfluss vorhanden ist, wenn er sich in einem solchen Fall in den Stoff Homocystein umwandelt und wenn gleichzeitig ein Mangel an bestimmten Vitaminen besteht, kann Methionin höchst gefährlich werden.

Homocystein ist ebenso wie Methionin eine Aminosäure. Es entsteht beim Abbau von Methionin. Homocystein ist demnach ein Abfallprodukt. Dieses muss entweder mithilfe von Vitamin B_{12} und Folsäure zurück in Methionin verwandelt oder mithilfe von Vitamin B_6 weiter abgebaut und zum Großteil über die Nieren ausgeschieden werden. Seit Langem ist bekannt, dass Patienten mit einer seltenen Mangelkrankheit für das Enzym, das Homocystein abzubauen hilft, an Arteriosklerose, Gefäßverschlüssen, Alzheimer und Osteoporose erkranken.

Was das mit der Ernährung zu tun hat? Doch eine ganze Menge. Tierische Produkte enthalten überreichlich Methionin, pflanzliche Nahrungsmittel immer noch ausreichend. Außerdem kann auch bei gesunden Menschen ein Mangel an Vitamin B_{12}, B_6 und Folsäure dazu führen, dass die Homocystein abbauenden Enzyme nicht richtig funktionieren. Deshalb sollten Menschen, die sich rein pflanzlich ernähren, unbedingt für B_{12}-Zufuhr sorgen, obwohl sie ansonsten besser als Fleischesser gegen negative Folgen gewappnet sind. Starker Kaffeekonsum behindert übrigens die Aufnahme von Folsäure und B-Vitaminen im Magen-Darm-Trakt.

Meist liegen über den Mangel an Homocystein abbauenden Enzymen hinaus noch weitere Unterversorgungen mit wichtigen Pflanzenstoffen (sogenannten Antioxidantien wie Karotinoiden, Flavonoiden und Liponsäure) vor, die normalerweise krankhafte Sauerstoffreaktionen im Körper abwehren, die auch oxidativer Stress genannt werden. Homocystein, das durch solchen Stress verändert wird, führte in Versuchen am Max-Planck-Institut München zu Fehlbildungen von Eiweiß, wie sie typisch sind für bestimmte Krankheiten. „Die Ergebnisse zeigen klar einen Zusammenhang zwischen oxidativem Stress in der Zelle und der Fehlfaltung von Proteinen", berichten die Münchner Forscher.

Schon früher hatten Studien gezeigt, dass im Tierversuch ein künstlich verursachter Überschuss von Methionin nicht völlig abgebaut werden konnte und wegen des enthaltenen Schwefels zu katastrophalen Gesundheitsschädigungen durch Übersäuerung führte. Bei Hunden trat eine Zersetzung der Leber ein, die zum Koma führte, weil Giftstoffe, die normalerweise von der Leber ausgefiltert werden, das Gehirn lahmlegten. Bei Schafen trat durch Gabe erhöhter Dosen gar der Tod ein.

Dr. John A. McDougall hat Methionin in seine „Liste der fünf schlimmsten Gifte in unseren Nahrungsmitteln" aufgenommen. Neben Methionin nennt er auch Eiweiß, Fett, Cholesterin und Säurebildner. „Wenn wir das schwefelhaltige Methionin mit tierischen Produkten aufnehmen, erhöhen wir unseren Spiegel an Homocystein – einem bekannten Risikofaktor für Herzinfarkt, Schlaganfall, arterielle Erkrankungen in den Beinen, Blutgerinnseln in den Adern, für Demenz, Alzheimer und Depressionen", warnt McDougall. McDougall führt den Vorteil pflanzlicher im Vergleich zu tierischer Nahrung eindrucksvoll vor Augen: „Tierische Nahrungsmittel enthalten im Vergleich zu pflanzlichen im Durchschnitt viermal so viel Methionin, dreimal so viel Eiweiß, zehnmal so viel Säurebildner, 15-mal so viel Fett und 100-mal so viel Cholesterin."

Beim Menschen beträgt der tägliche Mindestbedarf rund 10 Milligramm Methionin pro Kilo Körpergewicht. Als mittlerer Bedarf werden 13 bis 16 Milligramm pro Kilogramm angesehen. Die Deutsche Gesellschaft für Ernährung (DGE) hat noch keinen Richtwert vorgegeben. Den höchsten Methioningehalt bei populären tierischen Produkten haben pro 100 Gramm Edamer (780 Milligramm), Gouda (740), Schweinefleisch (720), gefolgt von Lachs (700), Huhn (640), Rindfleisch (610), Kabeljau (600) und Eiern (450). Bei den Pflanzenprodukten sind Hülsenfrüchte führend: Sojabohnen (580), Erdnüsse (310), Bohnen (260), Haferflocken (240), Weizen (220). Obst und Gemüse sind im Vergleich besonders arm an Methionin, dafür aber reich an Vitaminen und Antioxidantien, die wiederum den natürlichen Abbau von Homocystein fördern: Kartoffeln (30), Sellerie (18), Gurken (6), Orangen (8), Grapefruit (3), Äpfel (3) und Erdbeeren (1).

Kleines Rechenbeispiel:
Ein 75 Kilo schwerer Mann hätte einen Tagesbedarf von rund 1.100 Milligramm Methionin. Wenn er sich genügsam ernährt, dann könnte er zur Hauptmahlzeit ein Rindersteak von 200 Gramm (1.220 mg Methionin) und dazu eine Ofenkartoffel von 150 Gramm (90 Milligramm Methionin) verzehren. Kommen noch morgens und abends je eine Scheibe Brot (200 Milligramm) mit je 25 Gramm Gouda (370 Milligramm) und am Abend 50 Gramm Erdnüsse (155 Milligramm) hinzu, dann wäre das eine Zufuhr von 525 Gramm Lebensmitteln und von 2.035 Milligramm Methionin, also fast dem Dreifachen des Mindestbedarfs.

Der gleiche Mann könnte sich aber auch rein pflanzlich ernähren. Beispielsweise mit 250 Gramm Pellkartoffeln (75 Milligramm Methionin), einem 200 Gramm schweren Kichererbsen-Burger (160 Milligramm), Salat aus 250 Gramm Tomaten (20 Milligramm), zwei Scheiben à 50 Gramm Roggenvollkornbrot (100 Milligramm), zwei Knäckebrot-Scheiben (280 Milligramm), 50 Gramm vegetarischem Brotaufstrich mit Champignons (40 Milligramm) und zum Knabbern 50 Gramm Erdnüssen (155 Milligramm). Damit käme er immerhin auf 900 Gramm Lebensmittel, aber nur auf 830 Milligramm Methionin. Er wäre bestimmt besser satt und besser versorgt mit Vitaminen und Antioxidantien als der Fleischesser. Und sein Mindest-Methioninbedarf von 750 Milligramm wäre dabei mehr als gut abgedeckt.

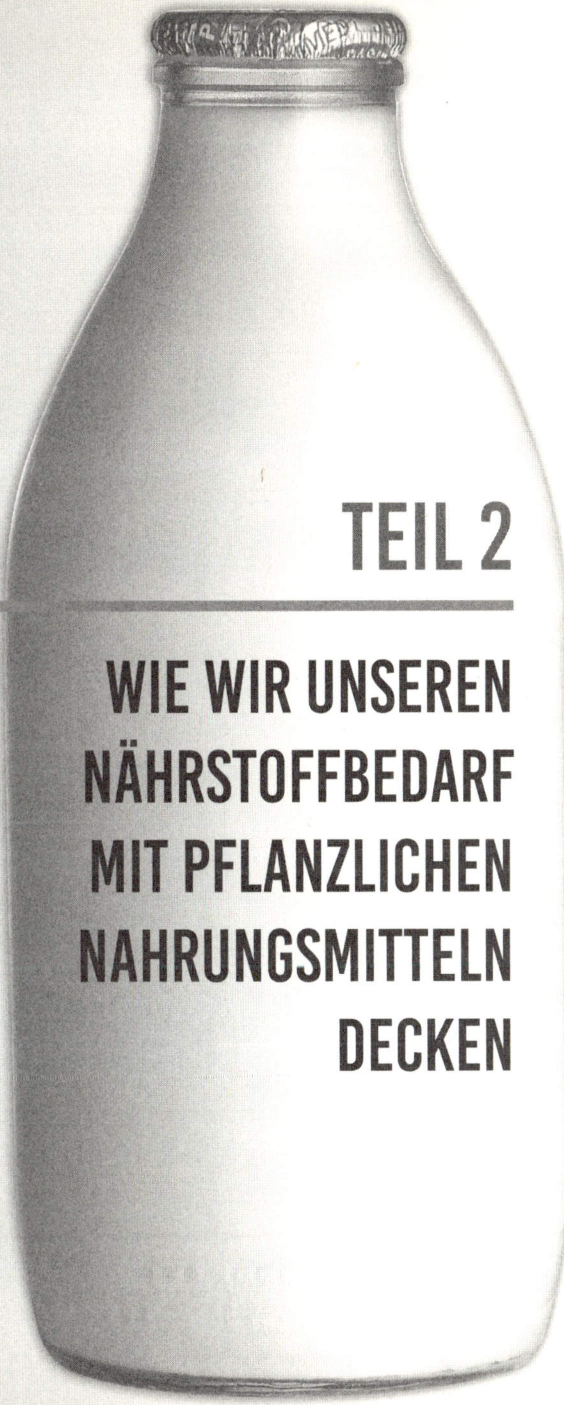

TEIL 2

WIE WIR UNSEREN NÄHRSTOFFBEDARF MIT PFLANZLICHEN NAHRUNGSMITTELN DECKEN

13. KAPITEL

MANGEL VERMEIDEN

„Man lebt nicht von dem, was man isst, sondern von dem, was man verdaut."

Sprichwort

Viele Zeitgenossen halten eine rein pflanzliche Ernährung für einen ausgesprochenen Fehler, weil dadurch angeblich Mangelzustände verursacht werden, die auf der anderen Seite bei Menschen, die sich von Fleisch, Fisch, Eiern und Milchprodukten ernähren, angeblich überhaupt nicht vorkommen. Das stimmt aber nur teilweise – etwa was das Vitamin B_{12} betrifft. Alle anderen Mineralstoffe und Spurenelemente, die angeblich nur mit einer gesunden Mischkost zugeführt werden können, sind jedoch in pflanzlichen Produkten reichlich vorhanden, wie Sie gleich sehen werden. Ob Eisen, Magnesium, Kalzium oder Ballaststoffe: Die Pflanzennahrung versorgt uns vorzüglich damit.

Es gibt sogar Wissenschaftler, die behauptet haben, dass die mehr als reichlich in Pflanzen vorhandenen Ballaststoffe die Aufnahme von lebenswichtigen Mineralstoffen wie Eisen oder Kalzium verhindern. Das ist jedoch ein längst bewiesener Irrglaube. Es ist eigentlich noch viel besser: Wer sich überwiegend pflanzlich ernährt, benötigt sogar weniger Eisen, um genauso gut damit versorgt zu werden wie ein Fleischesser. Die in Pflanzen enthaltenen Vitamine und die sekundären Pflanzenstoffe sorgen dafür, dass bestimmte Mineralstoffe besser vom Organismus verwertet werden können.

VITAMIN B_{12} BEI EINER PFLANZENBASIERTEN KOST

Jetzt kommt ein Abschnitt, über den notorische Fleischesser vielleicht frohlocken werden. Denn wer kein Fleisch isst, kann – wie es heißt – durch den Mangel an Vitamin B_{12} krank werden. Für viele ist das gleichbedeutend mit: Der Mensch ist also doch als ein Fleischfresser geboren. Aber ganz stimmt das nicht. Denn Vitamin B_{12} wird nicht von essbaren Tieren oder essbaren Pflanzen produziert, sondern von Bakterien. Auch von Bakterien, die das Innere des Menschen besiedeln. Nur besteht das Problem darin, dass der Mensch das von ihm selbst hergestellte B_{12} leider nicht verwerten kann, weil dies in einem Darmabschnitt geschieht, aus dem der Körper es nicht gewinnen kann. Nutzen kann er dagegen das B_{12}, das in tierischen Produkten oder in seiner Umwelt, etwa in der Erde, vorkommt. Denn in Erde kommen die Vitamin B_{12} produzierenden Bakterien reichlich vor.

Wissenschaftler gehen davon aus, dass in früheren Zeiten, als der Wasch-, Schäl- und Desinfizier-Drang des Menschen noch nicht so ausgeprägt war wie heute, der bloße Kontakt mit Haustieren und der Verzehr von beispielsweise nicht perfekt sauber geschrubbten oder geschälten Pastinaken, Möhren, Sellerieknollen oder Lauch noch völlig ausgereicht hatte, um den menschlichen Vitamin-B_{12}-Bedarf zu decken.

Dieser Bedarf ist mit 3 bis 4 Mikrogramm (µg) pro Tag nämlich winzig klein. Und außerdem ist unser Organismus in der Lage, vorhandenes Vitamin B_{12} sehr lange Zeit zu horten. Die Leber kann zwischen 2.000 und 5.000 Mikrogramm B_{12} mindestens drei Jahre lang als Reserve speichern. Da unser täglicher Bedarf aber nur etwa 3 Mikrogramm beträgt, könnten wir von dieser Reserve theoretisch vier bis fünf Jahre lang zehren. Allerdings gibt es Erkenntnisse, dass Frauen während der Schwangerschaft und der Stillzeit einen erhöhten Vitamin-B_{12}-Bedarf haben. Deshalb raten Verfechter einer ausschließlich pflanzlichen Ernährung dazu, Vitamin B_{12} als niedrig dosiertes Nahrungsergänzungsmittel (nicht mehr als 3 Mikrogramm pro Tag) zuzuführen.

Einige Lebensmittel mit besonders hohen Mengen von Vitamin B_{12} sind in der folgenden Tabelle zusammen mit ihrem Vitamin-B_{12}-Gehalt erfasst. Menschen, die nicht völlig auf tierische Produkte verzichten wollen, können über solche Nahrungsmittel ihren Vitamin-B_{12}-Bedarf unschwer decken.

SO VIEL VITAMIN B_{12} STECKT DRIN

Lebensmittel	Vitamin B_{12} (Gehalt pro 100 g in µg)
Kalbsleber	60
Schweineleber	39
Kalbsniere	22
Kaviar	16
Schweineniere	15
Austern	14,5
Leberwurst fein	13,5
Rinderherz	10
Hering	6
Makrele	6
Wildschwein	5
Rindfleisch mager	5
Gans	4
Hühnerei	2
Emmentaler	2
Kabeljau	1
Speisequark	1
Vollmilch	0,4

Quelle: Nährwerttabelle DGE

DIE EISENVERWERTBARKEIT

Ein Kollege, der gut 130 Kilo wog, sagte mir einmal: „Wenn ich nicht jeden Tag mein ordentliches Stück Fleisch auf dem Teller habe, sacke ich sofort ab in einen Eisenmangel." Er kam mir zwar sehr dick vor, aber durchaus nicht anämisch. Also stellt sich doch die Frage, wie wir uns am besten mit Eisen versorgen, auch wenn wir vielleicht wenig oder gar kein Fleisch essen.

Schließlich gibt es die Ansicht, die von etlichen Ernährungswissenschaftlern verbreitet wird, dass wir Eisenmangel befürchten müssen, wenn wir uns hauptsächlich von Getreide, Gemüse, Hülsenfrüchten und Obst ernähren. Die Theorie dieser Leute besagt, dass die in pflanzlichen Nahrungsmitteln enthaltenen Ballaststoffe das Eisen an sich binden und es ungenutzt auf dem Verdauungsweg wieder aus dem Körper schleusen.

Nun stimmt es zwar, dass Ballaststoffe unter anderem die Eigenschaft haben, Schadstoffe wie Gallensäuren, krebserregende Stoffe oder überschüssiges LDL-Cholesterin ähnlich wie ein klebriger giftfreier Fliegenfänger an sich zu binden und so aus dem Körper zu schaffen. Warum sollte dies nicht auch mit Nährstoffen wie Eisen, Magnesium oder Kalzium passieren?

Glücklicherweise gibt es die *China Study*, mit deren Hilfe T. Colin Campbell den Nachweis erbringen konnte, dass genau das Gegenteil der Fall ist. Immerhin nehmen die Chinesen in den ländlichen Gebieten etwa dreimal so viele Ballaststoffe mit der Nahrung auf wie der Durchschnittsamerikaner. „Es gab keine Anhaltspunkte dafür, dass die Zunahme des Ballaststoffkonsums die Eisenverwertung im Körper beeinträchtigt", berichtet Campbell. „Tatsächlich stellten wir die gegenteilige Wirkung fest. Ein guter Indikator für die Eisenmenge im Blut, nämlich Hämoglobin, stieg mit dem höheren Konsum von Ballaststoffen sogar an!"

Diese Tatsache ist nicht nur darauf zurückzuführen, dass viele pflanzliche Nahrungsmittel wie Vollkornweizen, Mais, Hafer, Roggen, Buchweizen oder ungeschälter Reis eine ganze Menge Eisen enthalten (siehe die Tabelle auf S. 115). Darüber hinaus hängt die Verwertbarkeit des Eisens im Organismus auch davon ab, wie viele gesunde Pflanzenstoffe, etwa Karotinoide, zugleich mit der Nahrung verzehrt werden. Werden viele Karotinoide zugeführt, was bei einer pflanzenbasierten Ernährung zwangsläufig der Fall ist, kann sich die Verwertung von Eisen laut Campbell um 300 Prozent steigern. Umgekehrt kann seiner Darstellung nach eine hohe Zufuhr von Kalzium, etwa durch Milchprodukte oder Nahrungsergänzungsmittel, die Eisenaufnahme um bis zu 400 Prozent senken. „Wenn man also theoretisch eine kalziumreiche und karotinarme Kost mit einer kalziumarmen und karotinreichen vergleicht, kommen wir auf einen Unterschied von 800 bis 1.200 Prozent bei der Eisenverwertung."

Es ist auch nachgewiesen, dass Vitamin C die Aufnahmebereitschaft des Körpers für Eisen steigert. Aus diesem Grunde ist es anzuraten, eisenreiche Nahrungsmittel mit Vitamin-C-haltigen Produkten, etwa frischen Früchten, einem Glas Orangensaft oder bunten Salaten, zu kombinieren.

Erwachsene Männer sollten nach den offiziellen Empfehlungen mindestens 10 Milligramm Eisen pro Tag aufnehmen, Frauen sogar 15 Milligramm. Die Tabellen auf Seite 114f. zeigen Ihnen, welche Nahrungsmittel besonders viel Eisen enthalten.

14. KAPITEL

DIE KALZIUM-LÜGE

„Habt ihr gelogen in Wort und Schrift,
anderen ist es und euch ein Gift."

Johann Wolfgang von Goethe

Bei einer Fachtagung der Landesvereinigung der Milchwirtschaft Niedersachsen im Jahr 2010 hieß es: „Milch und Milchprodukte leisten einen wichtigen Beitrag zur Versorgung mit Kalzium (Ca)." Mit dieser faustdicken Lüge beginnt die Diskussion über unseren Kalziumbedarf und die Knochengesundheit.

Da kam auch der Satz vor: „Dass Kalzium einen präventiven Einfluss auf die Knochengesundheit hat, gilt als unbestritten." Dieser Satz ist tatsächlich wahr. Falsch ist jedoch dabei, dass dieses Kalzium am besten aus Milch oder Milchprodukten stammen sollte. Ebenso wenig richtig ist, dass der normale Tagesbedarf des erwachsenen Menschen etwa 1.000 Milligramm betragen soll – wie es die Deutsche Gesellschaft für Ernährung (DGE) vorschlägt. Die Empfehlungen der DGE lauten, für die Deckung des Kalziumbedarfs täglich 200 Milliliter fettarme Milch oder Joghurt (1,5 Prozent) und zwei Scheiben fettarmen Käse (60 Gramm) zu konsumieren.
Richtig ist vielleicht, dass eine solche Menge an Kalzium täglich aufgenommen werden sollte, sofern sich der Mensch überwiegend von tierischen Produkten mit einem hohen Gehalt an Eiweiß ernährt. Stehen nämlich hauptsächlich pflanzliche Produkte auf einem

Speiseplan, dann reicht eine viel geringere Menge an Kalzium aus, um starke Knochen zu entwickeln und sie ein Leben lang zu behalten. Zum Beispiel schreibt John Robbins, einer der vertrauenswürdigen neuen Ernährungsspezialisten Amerikas: „Schwarze Südafrikaner nehmen im Durchschnitt täglich nur 196 Milligramm Kalzium auf. In den USA lebende Afroamerikaner dagegen mehr als 1.000 Milligramm. Dennoch haben US-Afroamerikaner im Vergleich zu den Südafrikanern neunmal so häufig Hüftknochenbrüche."
Es steht weiterhin fest, dass Finnland, Schweden, die USA und England weltweit die Länder mit dem höchsten Verbrauch an Milchprodukten sind. Gleichzeitig aber halten sie auch den Rekord bei der Häufigkeit von Osteoporose. Im ländlichen China wird laut Campbell nur halb so viel Kalzium aufgenommen wie in den USA. Und trotzdem kommen in Amerika Hüftknochenbrüche fünfmal häufiger vor als in diesen Bezirken Chinas.

Was sagt uns das? Auf jeden Fall: Wer tierisches Eiweiß in größeren Mengen verzehrt, erhöht damit automatisch seinen Bedarf an Kalzium, weil nämlich das meiste Nahrungskalzium dazu dienen muss, die durch das Eiweiß im Körper entstehenden Säuren zu neutralisieren. Das geht sogar manchmal so weit, dass bei hohem Fleisch- und Fischverzehr auch die Aufnahme von größeren Mengen an Milch und Milchprodukten nicht ausreicht, um den Säureausgleich zu schaffen. In solchen Fällen wird sogar zusätzlich Kalzium aus den Knochen gelöst, um diese lebenswichtige Aufgabe vollbringen zu können. Statt einer Stärkung erfolgt also eine Schwächung der Knochen. Deshalb ist paradoxerweise die Osteoporose-Häufigkeit in Ländern mit hohem Milchverbrauch ganz besonders hoch.
Ganz so paradox ist das jedoch überhaupt nicht, denn diese Tatsache ist sattsam bekannt. „Wir verfügen über Belege aus über 100 Jahren, dass tierisches Protein die Gesundheit der Knochen schädigt", schreibt T. Colin

Campbell. „Auf die Tatsache, dass tierisches Protein einen Säureüberschuss verursacht, wurde das erste Mal in den 1880er-Jahren hingewiesen; 1920 wurde dieser Umstand schließlich wissenschaftlich bewiesen. Es ist auch bekannt, dass tierisches Protein viel stärker als pflanzliches Eiweiß die Säurebelastung im Körperstoffwechsel erhöht."

Wie gesagt: Der Körper bekämpft die entstehenden Säuren, indem er Kalzium als Basenstoff einsetzt, um jene zu neutralisieren. Wer beispielsweise seinen Eiweißverzehr nur von 35 auf 78 Gramm pro Tag erhöht, steigert dabei die durch Säuren bedingte Ausscheidung von Kalzium aus dem Körper um 50 Prozent, ergab eine Studie im Jahr 1990.

Weil das so ist, haben auch noch 87 weitere Untersuchungen aus 33 Ländern nachgewiesen, dass ein hoher Anteil von pflanzlichem gegenüber tierischem Eiweiß in der Nahrung die Knochengesundheit dermaßen verbessert, dass kaum noch Knochenbrüche auftreten. Umgekehrt wird hauptsächlich der Milchkonsum für Osteoporose verantwortlich gemacht. Der Kalziumforscher Mark Hegsted von der Harvard-Universität hat schon 1986 darauf hingewiesen, dass tierisches Protein in Verbindung mit Kalzium bei erhöhtem Konsum das Osteoporose-Risiko erhöht. „Bedauerlicherweise sind Milchprodukte die einzigen Nahrungsmittel, die reich an allen beiden Nährstoffen sind", erklärt Campbell.

Hinzu kommt noch, dass viele Menschen, die sich körperlich nicht viel bewegen und nur selten mal die Sonne genießen, ohnehin Probleme haben mit ihrer Knochengesundheit. Denn starke Knochen werden nicht allein durch den Verzehr von möglichst viel kalziumhaltigen Nahrungsmitteln geschaffen. Für gesunde Knochen brauchen wir unbedingt auch körperliche Anstrengung oder Sport, denn erst die dabei entstehende Belastung der Knochen löst den biologischen Reiz aus, mehr Kalzium in die Knochen einzubauen. Ansonsten verlässt dieses Mineral wieder den Körper – ungenutzt.

Der Einbau in die Knochen ist aber auch nur möglich, wenn auch unter Sonneneinwirkung auf die Haut ausreichende Mengen an aktivem Vitamin D vom Körper gebildet werden. Dieses Vitamin dient gewissermaßen als unverzichtbare Einbauhilfe.

WELCHES KALZIUM KÖNNEN WIR GUT AUFNEHMEN?

Hieraus wird schon deutlich, dass es beim Kalzium nicht auf die Quantität ankommt, sondern auf die Qualität der Lebens- und Ernährungsweise. Ganz abgesehen davon, dass der menschliche Organismus aus unterschiedlichen Nahrungsmitteln auch sehr unterschiedliche Mengen des enthaltenen Kalziums aufnimmt. Man nennt das fachlich „Bioverfügbarkeit". Und die ist bei Milch sogar erstaunlich niedrig.
Eine Tasse Milch enthält zwar 300 Milligramm Kalzium, aber nicht einmal ein Drittel davon – nämlich nur 96 Milligramm – kann vom Körper aufgenommen werden. Nach der Fachzeitschrift *American Journal of Clinical Nutrition* verwertet der Körper dagegen immerhin mehr als doppelt so viel, nämlich 64 Prozent des Kalziums aus Rosenkohl, 53 Prozent aus Brokkoli und 50 Prozent aus Grünkohl. „So viel Kalzium wie in einer Tasse Milch ist auch schon in 100 Gramm Tofu, in 250 Gramm Brokkoli oder 70 Gramm Sesam enthalten", versichert John Robbins.

Nun enthalten ja auch pflanzliche Nahrungsmittel Eiweiß, das die Säurebelastung erhöht – wenn auch in schwächerer Weise als tierisches Protein. Der Gehalt der für die Säurebelastung verantwortlichen schwefelhaltigen Aminosäuren wie Methionin ist in Pflanzen allerdings um ein Viertel geringer als der in tierischen Nahrungsmitteln. Außerdem enthalten manche Pflanzen, etwa Mangold, Rhabarber, Spinat, Erdnüsse, Haselnüsse oder Mandeln den Stoff Oxalsäure. Dieser hemmt, ähnlich wie die Phytinsäure in Vollkorngetreide, Nüssen und Hülsenfrüchten, die Kalziumverwertung im Körper. Deshalb sollten Menschen, die eine pflanzenbasierte Ernährung verfolgen, häufig Grünkohl, Pak Choi, Brokkoli, Chinakohl und Sojaprodukte verzehren, bei denen die Verwertbarkeit des Kalziums zwischen 30 und 53 Prozent liegt. Wer beim Vollkornbrot vor allem solches wählt, das mit Sauerteig zubereitet wird, tut sich deshalb etwas Gutes, weil die Sauerteiggärung die störende Phytinsäure spaltet und dadurch die Aufnahmefähigkeit des Körpers für Kalzium erhöht.

Ein Team von deutschen Ernährungswissenschaftlern weist in der Fachzeitschrift *Ernährung im Fokus* darauf hin, dass Mineralwässer mit hohem Kalziumgehalt (mehr als 150 Milligramm pro Liter) erheblich zu einer besseren Kalziumversorgung beitragen können. Die Verwertbarkeit des Kalziums aus diesen Wässern liegt zwischen 26 und 45 Prozent und damit teilweise sogar deutlich über der vieler Milchprodukte – etwa der von Doppelrahmkäse (14 Prozent), Joghurt (24 Prozent), entrahmter Milch (28 Prozent) oder Vollmilch (26 Prozent). Wie Sie sehen, lässt sich der Kalziumbedarf relativ leicht ohne den Verzehr von Milch decken.
Aber wer weiß das schon? Die Milch-Lobby hat es immerhin fertiggebracht, dass die ganze Menschheit glaubt, ohne den täglichen Verzehr von möglichst vielen Milchprodukten würden ihre Knochen zu Staub zerbröseln. Diese Sichtweise reicht übrigens bis in die höchsten Regierungsstellen. Das amerikanische Landwirtschaftsministerium (USDA) rät beispielsweise dringend dazu, jeden Tag mindestens einen Dreiviertelliter Milch zu trinken – oder die entsprechende Menge an Milchprodukten zu verzehren. Dr. McDougall schreibt: „Desinformation stärkt die Gewinne, nicht die Knochen!" Er weist darauf hin, dass im Jahr 2011 der Amerikaner im Durchschnitt rund 310 Kilo Milchprodukte verzehrte – drei Jahrzehnte zuvor lag der Jahresverzehr noch 40 Kilo niedriger. In Deutschland stammen etwa 40 Prozent des gesamten aufgenommenen Kalziums aus Milch und Milchprodukten.
Da wird mit Billigung aller Regierungen der Eindruck erweckt, dass die einzige taugliche Nahrungsquelle für Kalzium aus dem Euter der Kuh, des Schafs oder der Ziege stammt. Wer zum Beispiel hätte schon einmal

gehört, dass Sesampaste mit 420 Milligramm pro 100 Gramm mehr als dreimal so viel Kalzium enthält wie ein Joghurt? Oder dass Haselnüsse mit 225 Milligramm doppelt so viel Kalzium liefern wie Milch (120 Milligramm)? Oder dass Walnüsse mit 87 Milligramm fast ebenso viel Kalzium haben wie Frischkäse (90 Milligramm)? Dass Rhabarber viermal so viel von dem Mineralstoff enthält wie Hähnchenbrust, Haferflocken mehr Kalzium liefern als die gleiche Menge Hühnerei und Vollkornbrot doppelt so viel wie Kabeljau? 100 Gramm Brokkoli enthalten 65 Milligramm Kalzium, die gleiche Menge Schweineschnitzel nur 9 Milligramm. Das ist also die Wahrheit, nachzuprüfen in jeder ordentlichen Nährwerttabelle.

Und was ist mit den Senioren? Wer älter wird, muss sich doch fast ausschließlich von Milchprodukten ernähren, um auf sein Kalzium-Soll zu kommen – oder nicht? Etwas ganz anderes sagen die Ergebnisse einer Studie, die 1985 ausgerechnet vom amerikanischen National Dairy Council, also einer Werbeorganisation der Milchindustrie, in Auftrag gegeben und finanziert worden war *(The Effect of Milk Supplements on Calcium Metabolism, Bone Metabolism and Calcium Balance)*:
Frauen nach der Menopause hatten während dieser Studie jeden Tag zusätzlich zu ihrer normalen Ernährung einen Dreiviertelliter Milch zu trinken, um eine Kalziumzufuhr von 1.500 Milligramm zu erreichen. Die Ergebnisse ihrer Knochendichtemessungen wurden mit denen von Frauen verglichen, die keine Zusatzmilch erhalten hatten. Ergebnis: Die Frauen mit der dreimaligen Extraportion Milch pro Tag hatten am Ende weniger Kalzium in ihren Knochen als diejenigen, die keine Zusatzmilch tranken.
Dr. Neal Barnard, der Vorsitzende des amerikanischen Physicians Committee for Responsible Medicine, übt deshalb harsche Kritik an der Werbung der Milchindustrie: „Sie verschleiert weiterhin die Gefahren der Kuhmilch." Stattdessen werbe sie mit dem Versprechen, dass Milch Osteoporose verhindere, den Blutdruck senke und die sportliche Leistungsfähigkeit verbessere. Dabei verschweige sie geflissentlich gefährli-

che Nebenwirkungen wie „ein erhöhtes Risiko für Prostata- und Gebärmutterkrebs, Diabetes, Fettleibigkeit und Herzerkrankungen".

Wer nun Angst bekommt und beschließt, seine Kalziumversorgung über Nahrungsergänzungsmittel aufzustocken, ist aber nicht unbedingt gut beraten. Ein im *British Medical Journal* 2010 erschienener Beitrag wies nach, dass die Einnahme von Kalziumpräparaten bei 1.000 Menschen in fünf Jahren zu einem Anstieg der Herz-Kreislauf-Erkrankungen, Schlaganfälle und zu vorzeitigen Todesfällen führte. Die Kalziumeinnahme schützte zwar nachweislich in 26 Fällen vor Knochenbrüchen, dafür aber wurden über die normale Zahl von Krankheitsereignissen hinaus 14 Herzinfarkte, zehn Schlaganfälle und 13 sonstige Todesfälle registriert. Offenbar war Kalzium als Ausgleich für eine ansonsten ungesunde Ernährungsweise eingenommen worden.
Verlassen Sie sich also am besten nicht auf Sprüche, sondern auf Fakten. Eine kleine Auswahl davon finden Sie in der folgenden Tabelle, die Ihnen zeigt, wie einfach es sein kann, seinen Kalziumbedarf mit pflanzlichen Nahrungsmitteln zu decken. Ein Vergleich mit der zweiten Tabelle auf Seite 107 macht deutlich, dass Milchprodukte hier keineswegs besser abschneiden.

PFLANZLICHE LEBENSMITTEL: SO VIEL KALZIUM STECKT DRIN (GEHALT PRO 100 G)

Nahrungsmittel	Kalzium (in mg)	Eiweiß (in g)	Fett (in g)	Kohlenhydrate (in g)	Kalorien (kcal)
Mohn	1460	20	42	4	499
Sesam	738	18	50	10	559
Tahini (Sesampaste)	420	18	48	21	583
Mandelmus	270	15	60	20	664

Nahrungsmittel	Kalzium (in mg)	Eiweiß (in g)	Fett (in g)	Kohlen-hydrate (in g)	Kalorien (kcal)
Haselnüsse	225	12	62	11	672
Sojamehl/-flocken	195	37	21	3	347
Feigen, getrocknet	190	4	0	54	242
Tofu	159	16	9	1	144
Petersilie	150	0	0,2	0,8	25
Bohnen, dick, gegart	150	3	0	2	55
Schnittlauch	130	4	0,7	1,6	27
Spinat	110	2	0,3	0,5	15
Grünkohl	110	2	0,2	1,5	36
Sonnenblumenkerne	100	22	49	12	605
Walnüsse	87	14	63	11	654
Mangold	85	2	0	1	14
Aprikosen, getrocknet	80	5	0	56	247
Bohnen, weiß, gegart	69	9	1	17	300
Erdnüsse	65	26	49	13	627
Brokkoli	65	2	2	1,7	26
Bohnen, grün	65	0,2	0,2	5	34
Haferflocken	54	13	7	63	370
Gerstenmehl	40	10	2	75	360
Rhabarber	40	0	0	2	14
Johannisbeeren	40	1	0	8	47
Möhren	35	1	0,2	7	25
Erbsen, grün, gegart	27	16	1	31	84
Vollkornbrot	21	6	1	38	188

Quellen: Kleine Nährwerttabelle der DGE/www.nährwertrechner.de

TIERISCHE LEBENSMITTEL: SO VIEL KALZIUM STECKT DRIN (GEHALT PRO 100 G)					
Nahrungsmittel	Kalzium (in mg)	Eiweiß (in g)	Fett (in g)	Kohlen-hydrate (in g)	Kalorien (kcal)
Parmesan	1.200	83	85	0	440
Emmentaler	1.100	29	30	0	383
Camembert	450	22	20	0	267
Joghurt, 1,5 % Fett	130	3	1,5	4,1	46
Milch, 3,5 % Fett	120	3	3,5	5	64
Frischkäse	90	11	32	2,5	335
Hühnerei	49	11	10	1	155
Hamburger	19	10	10	25	232
Kabeljau	11	17	0	0	77
Hähnchenbrust	10	16	4	0	145
Schweineschnitzel	9	22	2	0	108
Schinken, roh	9	16	5	0	396
Lachs	8	13	9	0	202
Rindfleisch	4	20	5	0	129

Quellen: Kleine Nährwerttabelle der DGE/www.nährwertrechner.de

15. KAPITEL

SOJA – DIE LOHNENDE BOHNE

„Der Riegel, den wir beim Essen vorschieben, sollte nicht aus Schokolade sein."

Sprichwort

Es ist schon ein Jammer: Je umstrittener der Verzehr von Fleisch und anderen tierischen Produkten wird, desto stärker gerät auch pflanzliches Eiweiß in die Schusslinie der Kritik. Kaum gilt ein Nahrungsmittel als besonders gesund, wird auch schon mit allen Mitteln versucht, das Gegenteil zu beweisen.

Erinnern wir uns erst einmal daran, dass Prof. T. Colin Campbell durch Füttern von Ratten mit Milcheiweiß bei gleichzeitiger Gabe von Aflatoxin Krebs hervorrief. Der Wissenschaftler hat die gleichen Versuche mit pflanzlichem Eiweiß gemacht. So untersuchte er unter anderem, ob Sojaeiweiß den gleichen Effekt auf die Entwicklung der Vorläuferzellen von Leberkrebs hatte wie das Milcheiweiß Kasein. Ergebnis: Ratten, die mit 20 Prozent Sojaprotein gefüttert wurden, bildeten keine Ballungen entarteter Zellen, wie dies bei Kasein der Fall war. Ebenso wenig traten entartete Zellen bei der Fütterung von Weizeneiweiß (Gluten) auf. Der krebsfördernde Faktor war stets das Kuhmilcheiweiß.

Aber es kam noch dicker: Die Fütterung von Milcheiweiß führte im Tierversuch auch zu drastischen Erhöhungen der Cholesterinwerte. Hohe Cholesterinwerte sind ein Anzeichen für die Anfälligkeit des Menschen für Herzinfarkt, Schlaganfall und Krebs. „Dutzende von Versuchsreihen zeigten, dass die Fütterung von Ratten, Kaninchen und Schweinen mit

Tierprotein (zum Beispiel Kasein) zu dramatischen Anstiegen der Cholesterinwerte führt, während pflanzliches Eiweiß (zum Beispiel Sojaprotein) den Cholesterinspiegel drastisch senkt", schreibt Campbell in seiner *China Study*. „Untersuchungen an Menschen spiegeln nicht nur diese Ergebnisse wider, sondern zeigen auch, dass der Konsum von pflanzlichem Protein den Cholesterinspiegel effizienter senken kann als die Verringerung der Fett- und Cholesterinaufnahme."

Typisch ist die Argumentation von Sojagegnern, die unkritisch falsche Studienergebnisse weitergeben, wie sie häufig von vorwiegend amerikanischen, oft von der Nahrungsmittel-Lobby lancierten Studien verbreitet werden. Wie etwa die des Münchner Heilpraktikers Uwe Karstädt: Dass der gute Ruf von Soja nur der amerikanischen Sojaindustrie zu verdanken sei. Studien würden gefälscht und Lügenmärchen aufgetischt, um den Verbraucher zur Kasse zu bitten. Soja sei außerdem gefährlich – wegen seiner Inhaltsstoffe, etwa der Lektine, die unsere roten Blutkörperchen verklumpen lassen, der Protease- und Enzymhemmer, die angeblich zu Verdauungsproblemen führen; wegen des Gehaltes an Oxalaten und Phytaten und schließlich wegen der enthaltenen pflanzlichen Östrogene, die bei Frauen Brustkrebs und bei Männern wachsende Brüste sowie weitere schleichende Verweiblichung hervorrufen würden.
Träfe dies tatsächlich zu, wären Menschen in China oder Japan, die seit Jahrtausenden Sojaprodukte verzehren, längst ausgestorben.

Dr. Petra Rust vom Department für Ernährungswissenschaften in Wien bewertet die Vorteile der Sojabohne differenziert: Die von Karstädt angeführten Stoffe könnten zwar schädlich werden, wenn Soja roh verzehrt würde. Beim Zubereiten würden sie aber durch Hitze zerstört oder zumindest auf ein unschädliches Maß reduziert. Und der Gehalt an pflanzlichen Östrogenen wie beispielsweise Genistein würde sich sogar positiv auf die Knochengesundheit auswirken. „Genistein wird sogar eine verminderte Ausbildung hormonell bedingter Krebserkrankungen wie Prostata-, Brust-, Gebärmutter- und Darmkrebs zugeschrieben", versichert Dr. Petra Rust. Sie spricht sich aber ausdrücklich gegen „die Einnahme von isolierten Phytoöstrogenen als Nahrungsergänzungsmittel" aus, zum Beispiel als Hormonersatztherapie für Frauen in den Wechseljahren, da solche Präparate die Pflanzenwirkstoffe in sehr hoher Konzentration enthalten.

Gewarnt wird auch vor der Einnahme von reinem Soja-Proteinpulver, weil dieses die gesündesten Stoffe der Sojabohne schon nicht mehr enthält. Dr. John McDougall vertritt in seinem Buch *The Starch Solution* eine ähnliche Ansicht, wenn er vor Lebensmittel-Imitaten auf Sojabasis warnt, die Fleischessern den Umstieg auf pflanzliche Kost optisch und geschmacklich verlockender machen sollen. Steaks, Hamburger, Lachs oder Hotdogs aus industriell verarbeitetem Soja seien eher geeignet, die Krankheiten zu begünstigen, die Soja eigentlich verhindern soll.

Immerhin haben Studien der vergangenen 30 Jahre ergeben, dass Soja das Risiko von Bluthochdruck, Krebs, Kreislaufkrankheiten und Osteoporose vermindern kann. Vermutlich kommt es letztlich auf die Menge des insgesamt verzehrten Pflanzenproteins an. Wer nicht mehr als 60 Gramm Soja pro Tag verzehrt, darf sich wohl auf der sicheren Seite wissen.

16. KAPITEL

BALLAST, DER LEICHTER MACHT

„Der Darm ist der Vater aller Trübsal."

Hippokrates

10 Gramm zusätzlich verzehrte Ballaststoffe pro Tag könnten das Risiko für Dickdarmkrebs mit tödlichem Ausgang um ein Drittel verringern, stellten Forscher in der sogenannten *Sieben-Länder-Studie* im Jahr 1999 fest. 10 Gramm – das wäre gar nicht so schwer, meint Colin T. Campbell. Eine Nashi-Birne, 150 Gramm Himbeeren oder ein Teller grüner Erbsen würden schon ausreichen. Die nachfolgende Tabelle zeigt, wie viele Ballaststoffe in 100 Gramm dieser Lebensmittel stecken – es sind allesamt pflanzliche Produkte. Denn Schweinefleisch, Rindfleisch, Wurstsorten, Geflügel, Fische oder Eier enthalten keine Ballaststoffe oder nur winzige Spuren davon.

Dabei fördern Ballaststoffe nicht nur die Verdauung – sie können auch die Blutzucker- und Cholesterinwerte verbessern. Und sie machen satt, obwohl sie so gut wie keine Kalorien mit sich bringen. Denn die meisten werden überhaupt nicht verdaut. Lediglich bestimmte Arten unserer lebenswichtigen Darmbakterien verwerten einen Teil der Ballaststoffe und produzieren dabei Wirkstoffe, die Krankheiten verhindern und gleichzeitig die Gesundheit stärken. Ansonsten dienen Ballaststoffe als willkommene Füllstoffe, beispielsweise im Magen. Das bewirkt, wie Dr. McDougall erinnert, einen Dehnungsreiz, der vom Gehirn als Sättigungszeichen erkannt wird. Auf diese Weise helfen sie uns, schlank zu bleiben – oder es zu werden. Also Ballast, der uns leichter macht.

„Das Stillen des Appetits beginnt stets mit dem Füllen des Magens", erklärt McDougall. Seiner Darstellung nach ist Sättigung eine ganz einfache Rechenaufgabe: Verglichen etwa mit Käse oder Fleisch, die beide jeweils 4 Kilokalorien pro Gramm liefern oder gar mit Fett und Öl, die gleich 9 Kilokalorien pro Gramm auf den Löffel packen, kommen die meisten stärkehaltigen Nahrungsmittel mit nur 1 Kilokalorie pro Gramm daher. „Sie helfen Ihnen, sich gesättigt zu fühlen, und liefern dabei nur ein Viertel der Kalorien, die in tierischen Produkten enthalten sind."

Obwohl pflanzliche Nahrungsmittel nur ein Neuntel der Kalorien im Vergleich zu Fett enthalten, verursachen Sie ein höheres und dauerhafteres Gefühl der Zufriedenheit. In Studien (von 1994 und 1996) ist nachgewiesen worden, dass Kohlenhydrate eine Sättigung für die Dauer von Stunden hervorrufen, wohingegen Fette den Appetit weniger nachhaltig stillen. Im Gegenteil: Sie verursachen eher das Gefühl, immer noch mehr essen zu müssen.

Das ist vor allem insofern bemerkenswert, als es sich bei zwei der pflanzlichen Nahrungsmittel, nämlich bei Kartoffeln und den in Deutschland allmählich in Mode kommenden Süßkartoffeln, laut Dr. McDougall um sogenannte „komplette Nahrungsmittel" handelt: Sie liefern alle Nährstoffe, die der Mensch braucht, in ausreichenden Mengen (mal abgesehen von Vitamin B_{12}, das, wie schon erwähnt, als niedrig dosiertes Präparat eingenommen werden sollte). Körner und Hülsenfrüchte sind nicht ganz so reichhaltig wie Kartoffeln, aber in Kombination mit grünen oder gelben Gemüsesorten stellen sie ebenfalls alle lebenswichtigen Nährstoffe zur Verfügung.

Neben Vitaminen und sekundären Pflanzenstoffen wie Karotinoiden (zum Beispiel in Karotten) oder Lykopen (in Tomaten) sind die Ballaststoffe sozusagen das dritte gesunde Standbein einer optimalen Ernährung.

Die *China Study* zeigte übrigens, was seit 200 Jahren zwar vermutet wird, aber bisher wissenschaftlich nicht nachgewiesen werden konn-

HOLEN SIE SICH EIN BISSCHEN MEHR GESUNDEN BALLAST! (GEHALT PRO 100 G)		
Nahrungsmittel	Ballaststoffe (in g)	Kalorien (kcal)
Weizenkleie	45,4	172
Knäckebrot	15	315
Bohnen, dick, gegart	12	99
Mandeln	10	623
Feigen, getrocknet	9,2	284
Haselnüsse	7,4	672
Johannisbeeren, schwarz	7	57
Vollkornbrot (Roggen)	6	192
Steinpilz	5,5	16
Haferflocken, roh	5,43	115
Kichererbsen, gegart (Dose)	5	125
Erbsenpüree	5	94
Roggen, gegart	5	94
Bohnen, weiß, gegart (Dose)	4,2	65
Linsen, gegart	4,1	115
Weizen, gegart	3,8	101
Kiwis	3,4	53
Brombeeren	3,2	43
Vollkornnudeln, gegart	3,1	143
Karotten, gegart	3	41
Kartoffeln (Pellkartoffeln)	2,3	69
Apfel	2,1	55
Sauerkraut	2,1	18
Brokkoli	1,8	26
Pflaumen	1,7	47
Spinat	1,6	15
Nudeln ohne Ei, gegart	1,3	138
Haferflocken, gegart	1,3	79
Mais (Polenta)	1,3	202
Schweineschnitzel	0	108
Kalbsleber	0	130
Bierschinken	0	173
Hering	0	222
Hühnerei	0	155

te: dass der Verzehr einer hohen Menge von Ballaststoffen tatsächlich vor Darmkrebs, Divertikulose, Krampfadern und Hämorrhoiden schützt. Noch 1982 hatte das Komitee für Ernährung und Krebs der US-Akademie der Wissenschaften beklagt, dass „kein schlüssiger Beweis gefunden wurde, der darauf hindeutet, dass Ballaststoffe einen schützenden Effekt gegen Dickdarm- und Enddarmkrebs bei Menschen ausüben".
Die *China Study* lieferte zwar auch nicht diesen geforderten Beweis, aber dafür eindeutige Hinweise, dass eine Verbindung zwischen Ballaststoffaufnahme und bestimmten Krebstypen besteht. Campbell: „Die Ergebnisse zeigten, dass eine ballaststoffreiche Ernährung konstant mit einem niedrigeren Vorkommen von Dickdarm- und Enddarmkrebs verbunden war." Ballaststoffreiche Nahrung stand außerdem in direktem Zusammenhang mit niedrigeren Blutcholesterinspiegeln.

TIERISCHE LEBENSMITTEL: SO VIEL EISEN, VITAMIN C UND BALLASTSTOFFE STECKEN DRIN (GEHALT PRO 100 G)

Nahrungsmittel	Eisen (in mg)	Vitamin C (in mg)	Ballaststoffe (in g)
Blutwurst, erhitzt	17	0	0
Schweineleber, gegart	14	15	0,4
Rinderleber, gegart	10	23	0
Austern	7	0	0
Lachsschinken	7	0	0
Miesmuscheln, gegart	5	2	0
Rinderzunge	3	2	0
Eier	2	0	0
Parmesan	1	0	0

Quelle: www.nährwertrechner.de

PFLANZLICHE LEBENSMITTEL: SO VIEL EISEN, VITAMIN C UND BALLASTSTOFFE STECKEN DRIN (GEHALT PRO 100 G)			
Nahrungsmittel	Eisen (in mg)	Vitamin C (in mg)	Ballaststoffe (in g)
Weizenkleie	13	0	45
Mohnsamen	10	0	20,5
Sesamsamen	10	0	11
Steinpilze, getrocknet	8,5	0	5,5
Hirse, gegart	6	4	1,5
Pfifferlinge, gegart	5	4	4,5
Aprikosen, getrocknet	4,5	11	8
Sojabohnen, gegart	4	0	7,5
Sojamilch	4	0	7,5
Buchweizen, roh	3,1	0	9,9
Linsen, gegart	3	0	4
Kichererbsen, gegart	3	1	9,5
Roggenvollkornbrot	2,77	0	6,43
Weizenvollkornbrot	2,67	0	7,55
Bohnen, weiß, gegart	2	1	7,5
Erbsen, grün, gegart	2	16	5
Knäckebrot mit Mohn	2	0	6
Mais	1,5	0	9,2
Haferflocken, gegart	1	0	1,5
Brokkoli, gegart	1	61	3
Reis, geschält und roh	0,6	0	1,39

Quelle: www.nährwertrechner.de

17. KAPITEL

KRAFT AUS ECHTEM SCHROT UND KORN

„Gehen ist des Menschen beste Medizin."

Hippokrates

Sie hatte bereits 14 Jahre lang täglich Lauftraining betrieben, drei Marathonläufe absolviert und war gerade für eine Spitzenposition im amerikanischen Pentagon vorgesehen. Da traf die Nachricht sie wie ein Blitz: Brustkrebs. Die Logistik-Spezialistin Ruth Heidrich (geb. 1935) wollte es nicht glauben. Sie war sportlich und hatte sich immer besonders gesund ernährt – mit reichlich Hühnchen, Fisch und fettarmen Milchprodukten. Als sie 47 war, wurde der Tumor in ihrer rechten Brust entdeckt, er hatte bereits die Größe eines Golfballs. Am Morgen des Operationstags lief sie erst noch zehn Kilometer, bevor sie sich unters Messer begab.

Damit war der Tumor in der Brust beseitigt, aber nicht der Krebs. Er hatte bereits Metastasen in einem Lungenflügel und in den Knochen gebildet. Während Ruth Heidrich sich noch von der Operation erholte, entdeckte sie in der Zeitung einen Aufruf an Brustkrebspatientinnen, sich freiwillig für eine Ernährungsstudie zur Verfügung zu stellen. Sie zögerte keine Sekunde, griff zum Telefon und rief an. So traf sie erstmals Dr. John A. McDougall, der ihr bis dahin kein Begriff gewesen war. Sie entschied sich sofort für die von ihm vorgeschlagene fettarme, pflanzliche und stärkebetonte Diät und zugleich gegen die geplante Chemotherapie und gegen die vorgesehenen Bestrahlungen.

„Ich hatte schon immer Naturreis, Haferflocken und Brot aus Vollkornweizen gemocht", berichtet sie in ihrem Buch *Der Lauf meines Lebens.*

„Also waren McDougalls Diätvorschläge für mich ganz einfach umsetzbar." Sie ersetzte Hühnchen, Fisch und Milchprodukte durch Gemüse. „Mein Körper reagierte augenblicklich", erinnert sie sich. „Ich fand heraus, dass ich schon immer unter Verstopfung gelitten hatte, was mir aber bis dahin nie bewusst geworden war."

In dieser Zeit sah sie zufällig den Ironmantriathlon im Fernsehen. Sie beschloss, daran teilzunehmen. „Das war der beste Weg, der Welt zu zeigen, dass man mit veganer Lebensweise am härtesten Rennen der Welt teilnehmen kann." Seit ihrer Krebsdiagnose 1982 hat sie inzwischen sechsmal am Ironman teilgenommen, 67 Marathonläufe absolviert und insgesamt 800 Wettkampf-Trophäen errungen. 1999 wurde sie zu einer der „zehn fittesten Frauen in Nordamerika" gekürt. Sie hat aber nicht nur ihren Krebs besiegt, sondern ist gleichzeitig auch ihre schmerzhafte Arthritis und damit ihr Schmerzmittel Naproxen losgeworden. Außerdem hat sich ihre früher mangelhafte Knochendichte seit der Ernährungsumstellung von Jahr zu Jahr verbessert.

Extremsport und vegane Lebensweise? Doch, das geht. Und nicht nur in diesem Einzelfall. Der Triathlet Brendan Brazier ist auch so einer. Er hatte aus dem Ehrgeiz heraus, zu den Besten zu gehören, eine ganze Reihe von Diäten versucht. „Mit viel und mit wenig Kohlenhydraten, mit viel Eiweiß und mit wenig. Ich war überzeugt, dass mich die richtige Ernährung weiterbringen würde." So fand er heraus, dass Fleisch, Fisch und Milchprodukte im Körper Entzündungen fördern. „Und die sind das Letzte, was Sportler brauchen können." Als er beschloss, sich vegan zu ernähren, bemerkte er sehr schnell Veränderungen. „Nach der Umstellung bin ich nach einer harten Trainingseinheit am nächsten Morgen aufgewacht und habe mich frisch gefühlt. Meine sportliche Leistung hat sich schnell verbessert, weil ich mehr trainieren konnte als alle anderen."

Der deutsche Mark Hofmann hat es Brazier nachgemacht. Er läuft Ultramarathon, also mehr als 42 Kilometer. Jetzt will er die 440 Kilometer lange Bundesstraße B 12 von Lindau bis Philippsreut an der deutsch-tschechischen Grenze in mehreren Tagesetappen laufen. Und warum die B 12? „Es ist ein Wortspiel" erklärte er. „Das Vitamin B_{12} sorgt immer wieder für Diskussionen. Wir Veganer wollen zeigen, dass wir keine sabbernden Lappen sind, die nichts auf die Reihe kriegen."

Wer Sport treibt und sich überwiegend pflanzlich ernährt, ist übrigens in bester Gesellschaft. Patrik Baboumian – Vegetarier seit 2005, Veganer seit 2011 – gilt nach Erreichen der Strongman-Meisterschaft im Jahr 2011 als „stärkster Mann Deutschlands". Er hält außerdem Weltrekorde in verschiedenen Kraftdisziplinen.
Alexander Dargatz ist Arzt und Veganer. Er wurde 2005 Bodybuilding-Weltmeister in der Fitnessklasse. Denken wir zum Beispiel auch an die Vegetarierin Martina Navrátilová, die sechs Wochen vor ihrem 50. Geburtstag den US-Open-Titel im gemischten Doppel gewann – die meisten Profi-Tennisspielerinnen beenden ihre Karriere spätestens mit Mitte 30. Denken wir auch an den mehrfachen Leichtathletik-Olympiasieger Carl Lewis oder an Sanna Almstedt, die Ultramarathon läuft.

Historisch und aktuell gibt es unzählige Beispiele von Menschen, die als Vegetarier oder Veganer gewaltige körperliche oder geistige Leistungen vollbracht haben. Ob Leonardo da Vinci, Sokrates, Albert Einstein, der Dichter Leo Tolstoi, Mahatma Gandhi oder Albert Schweitzer, ob Filmschauspieler wie Uma Thurman, Julia Roberts, Dustin Hoffman, Johnny Depp, Nathalie Portman, Woody Harrelson, Joaquin Phoenix oder Stromberg-Darsteller Christoph Maria Herbst (der übrigens auch das deutsche Hörbuch der *China Study* liest): Sie alle verzichten auf Fleisch, Fisch, Eier und Milchprodukte. Nur Angelina Jolie, die sich wegen ihres Krebsgens beide Brüste hat abnehmen lassen, ist inzwischen nach jahrelanger veganer Lebensweise wieder zu fleischlichen Genüssen zurückgekehrt. Insgesamt sind übrigens in Deutschland bereits zwischen elf und 15 Millionen Menschen Anhänger einer „alternativen Ernährungsweise“. Prof. Claus Leitzmann, der Gießener Ernährungswissenschaftler, führt diesen Trend vor allem auf das steigende Gesundheitsbewusstsein in der Bevölkerung zurück.

DIE BEDEUTUNG DER BEWEGUNG FÜR UNSERE GESUNDHEIT

Wie die Geschichte von Ruth Heidrich zeigt, kann Sport allein kein Ausgleich für falsche Ernährung sein. Das betont auch T. Colin Campbell mit Nachdruck in seiner *China Study*. Er war nach seinen ersten Veröffentlichungen von einer amerikanischen Sport-Ikone angegriffen worden. Jim Fixx, der Autor des Bestsellers *Das komplette Buch vom Laufen*, attackierte Campbell sogar öffentlich. Denn er vertrat die Ansicht, dass Sport der Ausgleich schlechthin für eine ungesunde Lebensweise sei. Fixx hatte erst mit 35 Jahren als starker Zigarettenraucher und bei einem Körpergewicht von 110 Kilo mit dem Laufen begonnen. Er wurde Nichtraucher, nahm 30 Kilogramm ab und schrieb seinen Bestseller. Allerdings: Mit 52 starb Fixx auf dem Heimweg von seinem Lauftraining. Seine Herzkranz-Arterien waren fast vollständig verschlossen; auch sein Vater war bereits mit 43 an einem Herzinfarkt gestorben.

Aber dafür, dass körperliche Bewegung unverzichtbar für eine gesunde Lebensweise ist, gibt es unzählige Beispiele. „Diät“ bedeutet im ursprünglichen Sinn schließlich nicht bloß Nahrungsaufnahme, sondern beschreibt die ganze Lebensweise. In diesem Sinn hat auch der griechische Arzt Hippokrates vor mehr als 2.000 Jahren diesen Begriff verwendet. Und er hat stets Diät mit der Gesamtheit von Ernährung, körperlicher Bewegung und seelischer Ausgeglichenheit gleichgesetzt.
Dass selbst bei sehr ursprünglich lebenden Völkern eine Einschränkung der gewohnten alltäglichen Bewegung zu Zivilisationskrankheiten führt, beweist eine Studie der Universität von São Paulo in Brasilien. Dort wur-

de ein Volk der im Amazonasgebiet lebenden Indios über Jahrzehnte hinweg untersucht. Es stellte sich heraus, dass die Einführung von Außenbordmotoren an den Kanus zur Erleichterung des Fischfangs und die zusätzliche Verwendung industriell gefertigter Nahrungsmittel seit den 60er-Jahren dem Gesundheitszustand der weitab von der eigentlichen Zivilisation lebenden Ureinwohner nicht gut bekommen sind: Das Volk der Khisedje, das zu Beginn der Studie 1965 noch vorrangig an Malaria, Atemwegsinfektionen und Durchfall erkrankte, wird inzwischen medizinisch recht gut versorgt. Die genannten Krankheiten treten kaum mehr auf. Stattdessen aber leiden die Indios jetzt an Bluthochdruck, Diabetes und Fettstoffwechselstörungen. 57 Prozent der Männer und 36 Prozent der Frauen sind inzwischen übergewichtig bis fettsüchtig.

Die russische Ärztin Galina Schatalova hat solche Entwicklungen auch in Russland beobachtet und ist deshalb immer für eine „bewegte Lebensweise" eingetreten. Sie hat dafür auch gern das Zitat des Bürgerrechtlers Martin Luther King angeführt: „Wenn du nicht fliegen kannst, renne. Wenn du nicht rennen kannst, gehe. Wenn du nicht gehen kannst, krabble. Aber was du auch immer tust, du musst weitermachen."
Denken Sie nur an die Geschichte der Patientin Kruglikova, die zu krank war, um operiert zu werden. Sie bekam von Galina Schatalova jedoch eine pflanzliche Diät und täglich zwei Stunden Bewegung „mit Gehen oder besser noch Laufen" verordnet. Die Ozeanologin Kruglikova wurde wieder vollständig gesund. Und zwar ohne die beabsichtigte Operation. Galina Schatalova hat selbst ein aktives Dasein vorgelebt: „Dem Alter nach sollte ich eigentlich daheim sitzen und Socken stricken, ich aber bin ständig in Bewegung", schrieb sie mit 80 Jahren. „Allein in den letzten vier Jahren durchquerte ich viermal zu Fuß die Sandwüsten des Zentralkarakorum und Kysylkum [eine Kies- und Sandwüste, die zu den Staatsgebieten von Turkmenistan, Usbekistan und Kasachstan gehört (Anm. des Verf.)]. Mit einer Gruppe von Gleichgesinnten machte ich eine Gebirgswanderung,

bei der wir vier Gebirgspässe überquerten. Wir waren 23 Tage unterwegs und unsere Tagesration bestand aus 50 bis 100 Gramm Buchweizen und 100 Gramm Trockenfrüchten. Am Ziel trafen wir genauso munter ein, wie wir aufgebrochen waren, während zufällige Weggefährten buchstäblich zusammenbrachen vor Erschöpfung."

Dass eine auf Pflanzen basierte Ernährung und körperliche Höchstleistungen schon in der Antike miteinander harmonierten, haben erst vor einigen Jahren wissenschaftliche Untersuchungen bewiesen: Die österreichischen Anthropologen Karl Großschmidt und Fabian Kanz fanden durch Untersuchungen der Knochen von 70 Gladiatoren heraus, dass diese sich fast ausschließlich pflanzlich ernährt hatten – von Gerste, Bohnen und getrockneten Früchten. Die Knochen waren 1993 in einem Kämpfer-Friedhof der türkischen Stadt Ephesus gefunden worden, die einst die römische Hauptstadt der Provinz Kleinasien war.
Die Knochen wiesen eine unvermutet hohe Dichte auf, enthielten wenig Zink, dafür aber einen hohen Strontiumwert – was typisch ist für eine fleischarme Ernährung. Die Wissenschaftler „fanden Knochenbrüche, die so hervorragend verheilt waren, dass sie nur unter einem hochauflösenden digitalen Röntgengerät überhaupt zu erkennen waren", wird berichtet. Und weiter: „Sie sahen nicht etwa aus wie Boxer oder Bodybuilder, sondern eher wie Sumo-Ringer." Offenbar aßen sie sich mit Gerste und Hülsenfrüchten eine Fettschicht an, die sie in der Arena besser vor Verletzungen schützte.

TEIL 3

EIWEISSFASTEN LEICHT GEMACHT

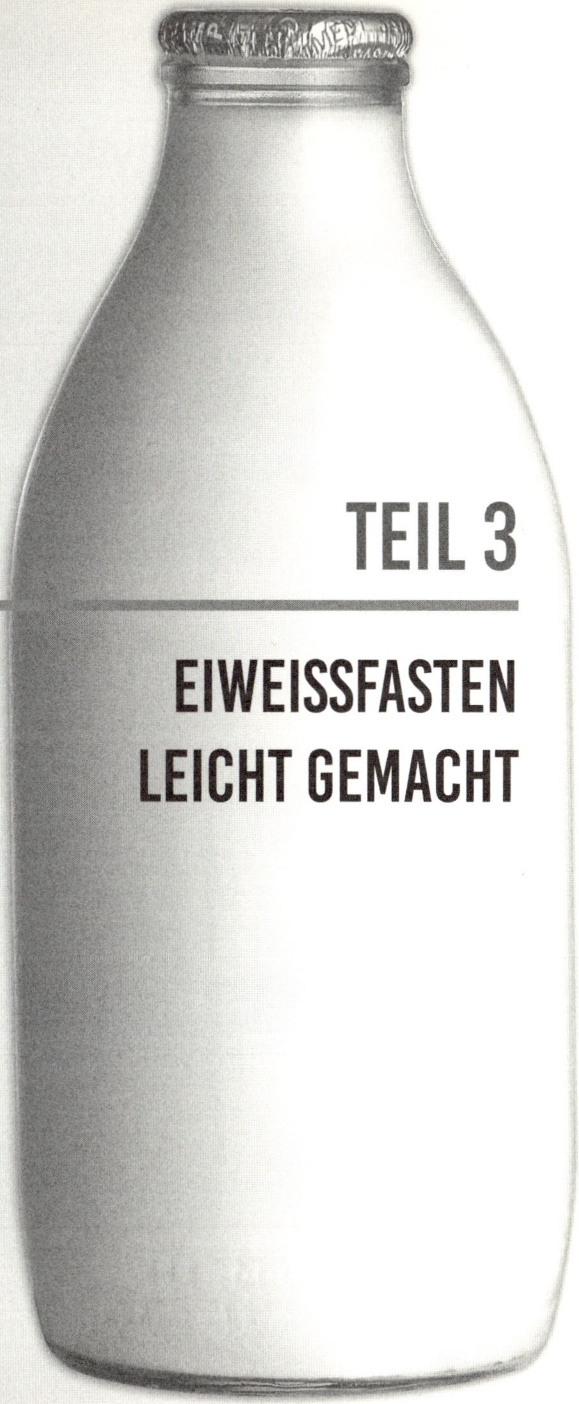

18. KAPITEL

VIER ERFOLGREICHE METHODEN, UM OPTIMAL GESUND ZU LEBEN

„Die Gesundheit zu erhalten: Nicht bis zur Sättigung essen, sich vor Anstrengungen nicht scheuen."

Hippokrates

Welche von den nachstehenden Empfehlungen Sie wählen, ist Ihre ganz persönliche Sache. Gemeinsam haben sie, dass jedenfalls der Mensch sich überwiegend oder ausschließlich mit pflanzlichen Nahrungsmitteln versorgen und zumindest die meisten tierischen Produkte einfach weglassen sollte.

Dass der Mensch bei einer solchen Ernährung ganz automatisch auch einen Beitrag zum Erhalt der Umwelt und zum Schutz der Tiere leistet, ist natürlich ein willkommener Effekt. Immerhin wird jährlich allein für die Aufzucht von Milch- und Schlachtvieh und Geflügel weltweit so viel Getreide verfüttert, dass man die gesamte Weltbevölkerung davon satt bekommen könnte.

Wenn einige der hier vorgestellten Methoden tierische Produkte ganz aus der Ernährung verbannen, dann hat dies jedoch ausschließlich medizinische Gründe. Denn obwohl der Mensch in seiner Entwicklung über Jahrmillionen hinweg immer einen Teil tierischer Nahrungsmittel genossen hat: Ein so reichhaltiges Angebot wie im 20. und im jetzigen Jahrhundert stand ihm nie zuvor zur Verfügung. Dieser Umstand hat allerdings auch die Gesundheit so vieler Menschen im Laufe der Jahrzehnte erheblich geschädigt.

Campbell hat im Tierversuch zwar nachgewiesen, dass von einem 5-prozentigen Anteil tierischer Nahrungsmittel keine ernsthafte Gesundheitsgefährdung zu erwarten ist, hat sich aber dennoch einer rein pflanzlichen Ernährungsweise zugewandt. Caldwell B. Esselstyn, der Chirurg aus Cleveland, hat seinen todkranken Herzpatienten in den ersten Jahren seiner Diätstudie noch Milchprodukte erlaubt, diese später aber vom Speiseplan gestrichen, als nämlich klar wurde, wie verheerend sich Milcheiweiß auf die Entstehung von Krebs und anderen Krankheiten auswirken kann. Dennoch verlangt keiner dieser Mediziner ein militantes Befolgen seiner Ratschläge – wohl wissend, dass zu drastisches Umstellen der Ernährung die Gefahr eines Rückfalles eher erhöht als der Gesundheit dient.

DIE WENDT-METHODE

Sie erfordert die noch am wenigsten radikale Umstellung in der Ernährung, weil Prof. Lothar Wendt zu seiner Zeit zu viele Rückfälle in eine maßlos ungesunde Ernährung befürchtete. „In einer Zeitepoche, in der das Fleisch vergöttert wird, lässt sich eine streng vegetarische Kost nicht durchsetzen", schrieb Wendt. „So blieb mir nur eine primitive Methode übrig: Ich verordnete dem Patienten für die Dauer von vier Wochen, wie bisher an den Mahlzeiten im Kreise der Familie teilzunehmen und von allem zu essen, was die Hausfrau auf den Tisch stellt, nur vom tierischen Eiweiß nicht." Wendt trat dafür ein, jedes Jahr im Spätsommer vier Wochen lang Eiweißfasten nach seiner Methode einzuhalten, um dadurch die überfüllten Eiweißspeicher im Körper abzubauen.

Prof. Wendt legte die Vier-Wochen-Kur bewusst auf den Spätsommer, weil zu dieser Jahreszeit auch eine Vielfalt pflanzlicher Nahrungsmittel besonders kostengünstig und am leichtesten zu beschaffen sind. Nach den vier Wochen sollten die Patienten auf Dauer wenigstens einen Tag

in der Woche fleischfrei essen und darüber hinaus bei wenigstens einer Mahlzeit an jedem Tag alle tierischen Produkte weglassen.
Wendt wusste, dass dies nur ein Kompromiss war, denn besser für die Gesundheit wäre eine pflanzliche Ernährung auf Dauer. Hätte der Frankfurter Mediziner damals schon die Erkenntnisse über die verheerenden Wirkungen der tierischen Produkte gekannt, die wir heute haben, wäre er sicher rigoroser in seinen Forderungen an die Patienten gewesen.

Und die Zeiten haben sich glücklicherweise geändert. Wer sich in den 50er- und 60er-Jahren noch wegen seiner fleischlosen Ernährungsweise von der Öffentlichkeit als Körnerfresser verspotten lassen musste, dem wird heute offenbar eher das Etikett „Der hat's also geschafft" angeheftet. Außerdem stehen heute auch unzählige Rezepte für raffiniert gewürzte fleischlose Gerichte und eine Riesenauswahl pflanzlicher Produkte zur Verfügung.

Da die Überfluss-Ernährung mit Eiweiß auch zu einer ungesunden Zähflüssigkeit des Blutes führt, empfahl Prof. Wendt darüber hinaus eine uralte Heilmethode: den Aderlass. „Man kann den Eiweißabbau beschleunigen durch Aderlässe, die das verdickte Blut dieser Patienten verdünnen und die Infarktgefahr dadurch sofort vermindern, die Stauung im Blut vermindern und den Eiweißabbau von den Stauspeichern beschleunigen", schreibt Wendt. Für ansonsten gesunde Menschen, die sich mit einem Anteil von tierischem Eiweiß ernähren, sei es empfehlenswert, mehrmals im Jahr Blut zu spenden. Das erfülle den gleichen Zweck.

DIE CAMPBELL-METHODE

„Wir schlemmen wie feiernde Könige und Königinnen an jedem Tag der Woche, und das bringt uns um", sagt T. Colin Campbell. Er tritt dafür ein, ausschließlich pflanzliche Nahrungsmittel zu verzehren, weil das den größtmöglichen Gewinn für die menschliche Gesundheit bringe. Im Original heißt der Untertitel seines Buchs *China Study: The Most Comprehensive Study of Nutrition Ever Conducted and the Startling Implications for Diet, Weight Loss and Long-term Health.* Zu Deutsch: Die umfassendste Ernährungsstudie, die je gemacht wurde, und die alarmierenden Konsequenzen daraus für die Ernährungsweise, Gewichtsabnahme und dauerhafte Gesundheit.

Campbell zitiert im Buch auch nicht nur „seine" *China Study*, sondern insgesamt Hunderte von Studien, die seine Beobachtungen und Schlussfolgerungen aus der chinesischen Studie stützen. Er sagt selbst, dass die *China Study* keinen „wissenschaftlichen Beweis" darstellt, sehr wohl aber beweiskräftige Schlüsse zulässt für die Heilsamkeit einer ausschließlich pflanzlichen Ernährung. Er sagt: „Die jetzigen wissenschaftlichen Belege, von Forschern auf der ganzen Welt zusammengetragen zeigen, dass die gleiche Ernährung, die für die Krebsvorsorge gut ist, genauso gut für die Prävention von Herzerkrankungen, Fettsucht, Diabetes, Katarakt (Linsentrübung), Makula-Degeneration, Alzheimer, kognitive Störungen, multiple Sklerose, Osteoporose und anderen Erkrankungen ist."

Campbell hat wohlgemerkt nie bestritten, dass auch eine rein pflanzliche Ernährung nicht ausschließt, dass ein Mensch an einem oder mehreren dieser Leiden erkranken kann. Ihm war viel wichtiger zu sagen, dass die Wahrscheinlichkeit zu erkranken durch eine auf pflanzlichen Nahrungsmitteln basierende Ernährungsweise erheblich verringert werden kann.

DIE MCDOUGALL-METHODE

Dr. John A. McDougall vertritt die Auffassung, dass Zivilisationskrankheiten mit einer Diät nicht nur verhütet, sondern auch erfolgreich behandelt werden können. McDougall empfiehlt seine Methode in erster Linie übergewichtigen Menschen, die meist schon ohne dauerhaften Erfolg alle möglichen Diäten versucht haben. Weil neben der Gesundheit auch der Abbau des Gewichts von hoher Bedeutung ist, propagiert McDougall eine extrem fettarme, pflanzenbasierte Kost. Tierische Nahrungsmittel lehnt er ausdrücklich ab.

In der Unterzeile seines Buches *The Starch Solution* heißt es: Essen Sie Ihre Lieblingsspeisen, gewinnen Sie Ihre Gesundheit zurück und verlieren Sie dauerhaft Gewicht. Entsprechend basiert die Methode auf stärkehaltigen Nahrungsmitteln, ergänzt durch Obst und Gemüse. Essen Sie also Bohnen und Mais, Nudeln, Reis und Kartoffeln, bis Sie satt sind. Hören Sie auf mit dem Versuch, vernünftig, maßvoll, gesund, bewusst oder besonnen essen zu wollen. Es genügt, wenn Sie einfach Nein sagen zu Nahrungsmitteln, die Ihre Gesundheit vergiften.

Also keinerlei tierische Lebensmittel: kein Fleisch, keinen Fisch, kein Geflügel, keine Milch und Milchprodukte, keine Eier. Auch Pflanzenöle sind verboten (wegen der ungesunden Wirkung der in ihnen enthaltenen gesättigten sowie einfach und mehrfach ungesättigten Fettsäuren, der Tatsache, dass sie hochgradig verarbeitet sind und wegen ihres hohen Kaloriengehalts). Erlaubt sind dagegen Salz, Zucker und Gewürze – in Maßen, versteht sich. Stärkehaltige Pflanzen wie Getreide, Kartoffeln, Pseudogetreide wie Quinoa und Mais machen nicht nur satt, sondern sind auch reich an Eiweiß, Vitaminen und Mineralstoffen. Gemüse und Obst enthalten darüber hinaus eine Menge heilsamer Pflanzenstoffe.

„Bevor Sie mit dieser Ernährungsweise beginnen, sollten Sie sich wiegen", empfiehlt McDougall. So werde jeder am schwindenden Körpergewicht feststellen können, wie gut die Diät ihm bekommt.

MCDOUGALL GIBT DEN ANHÄNGERN SEINER LEBENSWEISE ACHT EMPFEHLUNGEN MIT AUF DEN WEG:

1. Essen Sie bevorzugt stärkehaltige Nahrungsmittel – bleiben Sie nie hungrig!
2. Wählen Sie grundsätzlich möglichst Lebensmittel, die industriell wenig behandelt sind. Brauner Reis ist besser als weißer, Vollkornmehl besser als Weißmehl.
3. Essen Sie Gemüse, Salat und Früchte, soviel Sie nur können.
4. Verbannen Sie tierische Nahrungsmittel wie Fleisch, Geflügel, Fisch, Meeresfrüchte, Eier, Käse und Milch sowie Milchprodukte von Ihrem Speisezettel.
5. Achten Sie auf einen möglichst niedrigen Verzehr von Fett. Das schließt auch einen niedrigen Verzehr von gesunden, aber fetthaltigen Pflanzen wie Avocado und alle Arten von Nüssen mit ein.
6. Vermeiden Sie jeglichen Fettzusatz in der Küche, etwa Butter, Margarine und alle Pflanzenöle.
7. Wenn Sie Sojaprodukte essen, vermeiden Sie stark verarbeitete wie Sojaburger oder Sojawurst. Wählen Sie lieber Tofu oder frische Sojabohnen (Edamame) und fettarme Sojamilch.
8. Achten Sie auf einen vernünftigen Verbrauch von Salz und Zucker, aber übertreiben Sie es nicht. Beide sind eher der Sündenbock als das eigentliche Problem.

DIE ESSELSTYN-METHODE

Bei dem Chirurgen von der Cleveland-Klinik sind die Diätvorschriften ebenso rigoros wie bei McDougall. Esselstyn war durch Ländervergleiche auf die Ernährungstherapie gekommen: In allen Ländern, in denen tierische Produkte nur einen kleinen Anteil an der Ernährung ausmachen, sind Zivilisationskrankheiten wie Diabetes, Fettsucht, Herzinfarkte,

Schlaganfälle und bestimmte Arten von Krebs beinahe unbekannt. Wo ein westlicher Lebensstil gepflegt wird, schnellen die Zahlen dieser Erkrankungen beängstigend in die Höhe.

Verboten sind:
- Fleisch, Geflügel, Fisch und Eier.
- Milch und Milchprodukte – das heißt: Butter, Käse, Sahne, Eiscreme, Joghurt und Milch (auch entrahmte Milch).
- Fette und Öle als Zusatz oder im Salatdressing. Dazu zählen auch Olivenöl und Rapsöl sowie Margarine.
- Raffinierte Getreide wie Weißmehl, weißer Reis oder „angereicherte" Mehlprodukte.
- Nüsse. Vor allem Herzpatienten sollten auf den Verzehr von Nüssen verzichten. Wer keine Herz-Kreislauf-Erkrankung hat, kann Walnüsse in vernünftiger Menge essen, da sie wertvolle Omega-3-Fettsäuren enthalten.

Empfohlen werden:
- Gemüse und Salate. Kartoffeln (aber nie als Pommes oder fettreiche Bratkartoffeln), Brokkoli und alle anderen Kohlarten, Spinat, Spargel, Mais, Paprika, Mangold, Rüben, Rettich, Radieschen, Kürbis, Tomaten, Möhren, Gurken. Zu meiden sind, zumal für Herzpatienten, Avocados – wegen ihres hohen Fettgehaltes.
- Hülsenfrüchte wie Bohnen, Erbsen, Linsen, Kichererbsen.
- Vollkorngetreide wie Weizen, Roggen, Haferflocken, Gerste, Buchweizen, Mais, Wildreis, Bulgur, Couscous, Einkorn, Quinoa, Amaranth, Hirse, Dinkel, Teff, Triticale (Kreuzung aus Weizen und Roggen).
- Früchte aller Art. Vorsicht jedoch beim Genuss von Fruchtsäften, die häufig gezuckert sind. Zucker führt zu einer Ausschüttung von Insulin, das wiederum die Produktion von Cholesterin durch die Leber anregt.
- Als Getränke sind vor allem Wasser und Mineralwasser empfehlens-

wert, eventuell mit einem kleinen Anteil Fruchtsaft. Außerdem Hafermilch, fettarme Sojamilch, Kaffee und Tee. Auch mäßige Mengen von Alkohol, zum Beispiel Wein, dürfen getrunken werden.

- Um die Versorgung mit allen lebenswichtigen Nährstoffen sicherzustellen, empfiehlt Esselstyn die Einnahme von Vitamin B_{12} (nicht mehr als 3 Mikrogramm pro Tag). Der Omega-3-Bedarf sollte durch zwei Esslöffel Leinsamen oder Chiasamen täglich gedeckt werden. Chiasamen stammen von Pflanzen aus der Salbei-Familie, sind besonders reich an Omega-3-Fettsäuren, Eiweiß und Antioxidantien.

19. KAPITEL

DER GESUNDE MITTELWEG: MEINE ERFOLGSMETHODE – DIE 5-PROZENT-REGEL

„Was ist denn Freiheit? Die Möglichkeit, so zu leben, wie du willst."

Marcus Tullius Cicero

Innerhalb der verschiedenen vorgestellten Ernährungsweisen habe ich mir eine Art Mittelweg gebahnt. Denn ich möchte mich weder mein restliches Leben lang absolut ohne Fleisch, Käse oder Ei ernähren noch will ich ein absolut fettfreies Leben führen. Aber ich habe aus den vielen Büchern der neuen Generation von amerikanischen Wissenschaftlern und Ärzten sowie aus der Lehre von Prof. Wendt doch eine Menge gelernt. Hier meine Grundsätze:

1. Für die Ernährung habe ich einen Mittelweg zwischen den Ratschlägen von T. Colin Campbell und denen von Prof. Wendt gefunden: Etwa zweimal pro Woche eine Ausnahme mit wenig tierischen Produkten – ansonsten essen wir nur Pflanzliches. Wendts Formel „Einen Tag pro Woche und eine Mahlzeit am Tag frei von tierischen Produkten" haben wir demnach um einiges verschärft. Ansonsten achte ich auch an Tagen mit Tierprodukten darauf, dass die genossene Menge Eiweiß unter 5 Prozent der insgesamt aufgenommenen Kalorien liegt. Einzuhalten ist das eigentlich auch ganz einfach. Man muss nur ein bisschen rechnen. Gehen wir beispielsweise von einem Tagesbedarf

von 2.000 Kilokalorien aus, dann bringen ein Frühstücksei 1,23 Prozent, eine Portion Bolognese-Soße 3,1 Prozent, 100 Gramm Schweinefilet 4,5 Prozent, 120 Gramm Kalbsleber 4,4 Prozent, 30 Gramm Salami 1,5 Prozent, ein Paar Wiener Würstchen 2,5 Prozent und 100 Gramm Brie 4,5 Prozent (mehr dazu auch in der Tabelle weiter unten).

2. Die erwähnten Autoren haben mich überzeugt, dass pflanzliche Nahrungsmittel alle lebenswichtigen Nährstoffe, Vitamine und Vitalstoffe liefern. Mit Fett bin ich jedenfalls ausgesprochen geizig geworden, obwohl ich es nicht ganz weglasse. Ich verwende keine Butter mehr, mache Salate mit winzigen Mengen Olivenöl oder Rapsöl an. Öle und Fette mit hohem Omega-6-Gehalt wie Distelöl oder Sonnenblumenöl werden wegen des ungünstigen Verhältnisses von Omega 3 zu Omega 6 komplett gemieden.

3. Milch trinken und Milchprodukte essen wir überhaupt nicht mehr.

4. Bei Brot und Getreideprodukten greifen wir bevorzugt zu Vollkorn, aber gelegentlich gibt es auch Hartweizennudeln ohne Ei. Eine Nudelmaschine, die Produkte aus Dinkel- oder Weizenvollkornmehl und Hartweizengrieß möglich macht, ist eine willkommene Bereicherung im Haushalt. Außerdem haben wir wundervolle Möglichkeiten mit Naturreis, Quinoa, Hirse, Grünkern, Amaranth, Einkorn, Bulgur, Sago und anderem entdeckt. Kuchen backen wir fast nie – und wenn, dann ohne Eier, ohne viel Fett, mit Rohr- statt raffiniertem Zucker und mit vollwertigem Mehl. Dabei hat sich übrigens auch veganer Ei-Ersatz bewährt.

5. Beim Ersatz von Fleisch haben wir sehr unterschiedliche Erfahrungen gemacht. Inzwischen pflichte ich weitgehend Dr. McDougall bei, der dazu rät, alle „Mimikry"-Produkte wegzulassen – also Lachs aus Tofu, Würstchen aus Getreide oder Hamburger aus Pflanzen. Es gibt

allerdings Ausnahmen: vegetarischer Brotaufstrich, Mischungen für pflanzliche Frikadellen, eine fertige Omelett-Mischung ohne Ei oder auch Falafel, die fertige Mischung für pikant gewürzte Kichererbsen-Bällchen. Seitan (Produkt aus Weizen) und Tofu in allen Variationen gehören zu unseren wichtigsten Grundnahrungsmitteln. Wer auf Tofu oder auf Gluten allergisch ist, kann auf Produkte aus Hülsenfrüchten umsteigen oder diese zur Grundlage seiner Rezepte machen.

6. Hülsenfrüchte wie Erbsen, Bohnen, Linsen, Kichererbsen, rote Linsen und Sojabohnen sind aus unserer Ernährung überhaupt nicht mehr wegzudenken.

7. Wir trinken nach wie vor Kaffee, allerdings in sehr mäßiger Menge. Auch schwarzen und grünen Tee schätzen wir.

8. Wir haben es uns angewöhnt, ausreichend zu frühstücken. Das ist vor allem für Menschen wichtig, die auf ihre schlanke Linie achten oder abnehmen müssen. Falls Sie nämlich Gewicht verlieren möchten, regt das Frühstück den Stoffwechsel an, was dazu führt, dass Sie den ganzen Tag über mehr Kalorien verbrennen. Dass dieses Prinzip auch umgekehrt funktioniert, beweisen Japans Sumo-Ringer: Sie essen deshalb kein Frühstück, weil sie Gewicht zulegen wollen. Wenn sie morgens nichts essen, verlangsamt sich ihr Stoffwechsel. So schaffte es ein berühmter Sumo-Ringer, mit einem Kampfgewicht von 286 Kilo in den Ring zu steigen.

9. Bewegung ist für mich ein Teil jedes einzelnen Tages. Wandern, Radfahren, Nordic Walking stehen an schönen Tagen auf dem Programm. Für trübe Tage haben wir einen Crosstrainer. Außerdem besuche ich nach Möglichkeit zwei- oder dreimal pro Woche ein Fitnessstudio, damit neben dem Kreislauf auch die Muskulatur nicht zu kurz kommt.

WIE VERMEIDE ICH ES, 5 PROZENT TIERISCHES PROTEIN ZU ÜBERSCHREITEN?

Wenn Sie gesundheitlich auf der sicheren Seite sein, aber nicht gänzlich auf tierische Produkte verzichten wollen, dann sollten Sie also am Tag weniger als 5 Prozent Ihrer Nahrungsmittel in Form von tierischem Eiweiß zu sich nehmen (insgesamt nicht mehr als 10 Prozent tierisches und pflanzliches Protein zusammengenommen). Im Durchschnitt beträgt der tägliche Verzehr in Deutschland jedoch 250 bis 330 Kilokalorien aus Eiweiß, ist also mindestens doppelt so hoch wie bei der 5-Prozent-Regelung und liegt damit sogar um 10 bis 15 Prozent über den offiziellen Empfehlungen. Ernährungswissenschaftler beziffern inzwischen den täglichen Bedarf mit nur 0,34 Gramm Eiweiß pro Kilo Körpergewicht. Das wären bei einem 75 Kilo schweren Mann gerade mal 25 Gramm reines Protein – also insgesamt nur etwas über 100 Kilokalorien pro Tag.
Laut dem deutschen Vegetarier-Bund kommen vegetarisch lebende Menschen, die aber Milch, Milchprodukte und Eier verzehren, mit einem durchschnittlichen Anteil von 13 Prozent tierischem Protein an der gesamten Energiezufuhr schon auf eine übermäßige Proteinversorgung. Ich rate in diesem Buch, auf das lästige Zählen von Kalorien künftig zu verzichten, weil sich das erübrigt, wenn man sich hauptsächlich mit pflanzlichen Nahrungsmitteln ernährt. Es gibt jedoch keine Möglichkeit, die 5 Prozent Eiweißanteil in der täglichen Nahrungsaufnahme anders zu berechnen als über die Kalorienzufuhr. Denn alle Nährstofftabellen arbeiten mit diesen Werten. Damit Sie es ein wenig leichter haben, übernehme ich jetzt mal das Rechnen für Sie.

Hier zwei Beispiele:

Ein Mann, 45 Jahre, 75 Kilo schwer, 174 Zentimeter groß, treibt regelmäßig leichten Sport. Für ihn sind nach dem Kalorienbedarfsrechner täglich 2.800 Kilokalorien nötig, um so zu bleiben, wie er ist. Will er abnehmen,

sollte er rund 500 Kilokalorien pro Tag einsparen.
5 Prozent von 2.800 wären nach Adam Riese 140 Kilokalorien. Will er auch noch auf die Fettkalorien achten, dann sollte er rund 300 Kilokalorien an Fett nicht überschreiten.
Eine Frau, 30 Jahre, 62 Kilo schwer, 169 Zentimeter groß, ebenfalls leicht sportlich tätig. Sie dürfte pro Tag insgesamt 2.250 Kilokalorien zu sich nehmen.
5 Prozent wären in diesem Fall 115 Kilokalorien, die auf rein tierisches Eiweiß entfallen dürften.
Achtet diese Frau auch noch auf die Fettzufuhr, sollte sie mit 250 Kilokalorien aus Fett auskommen.
Nun ist der Eiweißgehalt eines Steaks oder eines Joghurts, eines Eies, eines Backcamemberts oder einer Hähnchenbrust keineswegs gleichzusetzen mit dem Gewicht des Lebensmittels vor oder nach der Zubereitung. Also werde ich hier eine Reihe weiterer Beispiele geben, die es Ihnen leichter machen sollen, die jeweils 5 Prozent tierischer Eiweißquellen zusammenzustellen. Sie müssen nur herausfinden, wie viele Eiweißkalorien in Ihrem persönlichen Fall die 5 Prozent ausmachen. Dabei kann Ihnen in jedem Fall eine Kalorienberechnung im Internet helfen. Ich habe zum Stichwort „Kalorienbedarf" auf Anhieb mehr als 50 kostenlose Berechnungshilfen gefunden. Interessant finde ich übrigens, dass das Eiklar im Hühnereiweiß, das dem Protein hierzulande seinen Namen gab, pro 100 Gramm um 5 Gramm weniger Protein enthält als die gleiche Menge Eidotter (siehe Tabelle).

WELCHE PFLANZLICHEN PRODUKTE DÜRFEN UNBEGRENZT GEGESSEN WERDEN UND WELCHE NICHT?

Grundsätzlich gilt: Mit Obst und Gemüse, Getreide, Hülsenfrüchten oder Pilzen dürfen Sie sich jederzeit satt essen. Kartoffeln und Süßkartoffeln, Vollkornweizen, Buchweizen, Gerste, Quinoa, Naturreis, Haferflocken,

SO VIEL PROTEIN IST DRIN					
Nahrungsmittel	Eiweiß (in g)	Eiweiß (in kcal)	Fett (in kcal)	Kohlenhydrate (in kcal)	Kalorien gesamt (kcal)
Makrele, gebraten (200 g)	44	**180**	240	0	420
Gänsebraten (180 g)	42	**172**	330	0	502
Putenschenkel, gegart (150 g)	38	**156**	141	0	297
Hähnchenbrust (120 g)	29	**119**	9	0	128
Bolognese-Soße (mit 125 g Hackfleisch gemischt)	24	**100**	75	0	175
Bismarckhering (150 g)	23	**95**	163	22	270
Kalbsleber (120 g)	23	**94**	37	16	147
Schinken, gekocht (80 g)	23	**94**	37	0	147
Corned Beef (100 g)	22	**90**	57	0	147
Hühnereidotter	16	**66**	32	0	349
Pizza Salami (TK)	14	**57**	11	25	242
Aal (120 g)	13	**53**	204	0	257
Emmentaler, 45 % Fett (40 g)	12	**53**	113	0	166
Cheeseburger (120 g)	13	**53**	132	94	279
Rindergulasch (100 g)	12	**49**	7	4	130
Rindsrouladen (100 g)	11	**45**	9	5	143
Hühnereiklar (100 g)	11	**45**	0	1	50
Hühnereidotter (100 g)	16	**65**	288	0	349
Wiener Würstchen (1 Paar, 100 g)	15	**62**	223	0	276
Pizza Napoli (TK)	10	**41**	7	22	187
Hühnerei (60 g)	8	**34**	60	2	96
Milch, 1,5 % Fett (250 ml)	8	**34**	38	50	122
Camembert, Rahmstufe (40 g)	8	**33**	94	0	127
Sachertorte (Stück, 125 g)	8	**33**	170	234	437
Schwarzwälder Kirschtorte (Stück, 140 g)	6	**25**	216	123	364
Hühnersuppe mit Nudeln (250 ml)	5	**21**	28	13	82
Joghurt, 10 % Fett (150 g)	5	**21**	141	25	187
Parmesan (15 g)	5	**21**	50	0	71
Pichelsteiner (100 g)	4	**17**	3	5	63
Fleischbrühe (250 ml)	2,5	**10**	22	10	42

Hirse oder Amaranth sind hervorragende Kraft- und Eiweißlieferanten, die auch nachhaltig sättigen. Mit wichtigen Vitaminen werden Sie durch bunte Gemüse wie Möhren, Paprika, Pastinaken, Petersilienwurzeln, Rote Bete, Mangold, Grünkohl, Rosenkohl, Spinat und Wirsing hervorragend versorgt. Genießen Sie Tomaten, Zucchini, Zwiebeln und Auberginen, schlemmen Sie mit Spargel, Brokkoli, Rotkohl, Chinakohl und allen Blatt- und Kopfsalatsorten.

Gönnen Sie sich Sprossen und Keime, etwa die von Mungbohnen, Alfalfa (Luzerne), Sojabohnen oder Sonnenblumenkernen. Scheuen Sie sich nicht vor Hülsenfrüchten wie Bohnen, Linsen, Erbsen, Sojabohnen, Kichererbsen. Auch Obst wie Äpfel, Pfirsiche, Birnen, Erdbeeren, Johannisbeeren, Aprikosen, Bananen, Stachelbeeren, frische Feigen, Mangos, Papaya, Orangen, Zitronen, Clementinen, Ananas, Pflaumen oder Trauben dürfen täglich auf Ihrem Speiseplan stehen.

Zögern sollten Sie nur bei einigen pflanzlichen Köstlichkeiten, die entweder zu viel Fett enthalten oder zu den ausgesprochenen Kohlenhydrat-Kalorienbomben zählen. Das gilt vor allem für Personen, die an Herz-Kreislauf-Problemen oder Diabetes leiden, weil sich die Krankheiten durch Gewichtszunahme beziehungsweise durch Verzehr von zu viel Fett verschlimmern könnten. Also möglichst sparsam umgehen mit:

- Walnüssen, Haselnüssen, Mandeln, Cashewnüssen, Macadamianüssen, Kokosnüssen, Erdnüssen,
- Oliven, Avocados,
- Trockenfrüchten (wie Aprikosen, Rosinen, Datteln, Feigen oder Bananenchips),
- Studentenfutter.

Wenn Sie sich an diese Empfehlungen halten, werden Sie nicht nur Angriffe durch Krankheitskeime jederzeit besser überstehen als andere Menschen, Sie werden auch nach einiger Zeit kaum mehr Gewichtsprobleme haben (falls Sie vorher welche hatten). Und bestehende Gesundheitsprobleme werden sich bessern oder sogar ganz verschwinden.

ICH SELBST HABE FOLGENDE GUTE ERFAHRUNGEN MIT DER ERNÄHRUNGSUMSTELLUNG GEMACHT:

1. Meine Polyarthrose hat sich deutlich gebessert – allerdings ist sie nicht ganz verschwunden. Vor allem bei nasskaltem Wetter habe ich nach wie vor Probleme.
2. Mein Asthma, das nicht auf einer Allergie, sondern auf Umwelt-Reizstoffen beruht, ist bedeutend erträglicher geworden. Bei meinem letzten Besuch, noch vor meiner Ernährungsumstellung, hatte mein Lungenfacharzt bedauert, dass meine Medikation bereits bis zum Letzten ausgereizt sei. Inzwischen konnte ich die Dosis meiner Medikamente teilweise halbieren, oft reichen 75 Prozent der seit Jahren gewohnten Dosis aus.
3. Meine Dupuytren-Krankheit an beiden Händen hat sich erheblich gebessert. Bei der sogenannten Dupuytren-Kontraktur treten in der Handinnenfläche im Bereich des vierten und fünften Fingers knotige bis strangförmige Verhärtungen auf, die mit der Zeit zunehmend schrumpfen. Dadurch kommt es vielfach zu einer Funktionseinschränkung der Hand. An meiner linken Hand sind die Verhärtungen jedoch komplett verschwunden, bei der rechten zumindest stark zurückgegangen.
4. Mein Gewicht hat sich innerhalb eines Jahres um mehr als 13 Kilo verringert. Dazu trägt auch die Tatsache bei, dass ich bei Weitem nicht mehr so viel essen kann wie früher. Das Sättigungsgefühl tritt erheblich rascher ein – vermutlich eine Folge der dauerhaften Zufuhr aller lebensnotwendigen Nährstoffe.
5. Mein Cholesterinwert, der schon vorher eigentlich in Ordnung war, ist nochmals um einiges gesunken.
6. Die früher gekannte Müdigkeit und Antriebslosigkeit hat sich eher in das Gegenteil verkehrt: Ich habe regelrecht den Drang, mir täglich körperliche Bewegung zu verschaffen.
7. Psychische Tiefpunkte, die ich früher gelegentlich als „depressive Stimmungen" erlebt habe, sind gänzlich verschwunden.

TEIL 4

JETZT WIRD GEKOCHT

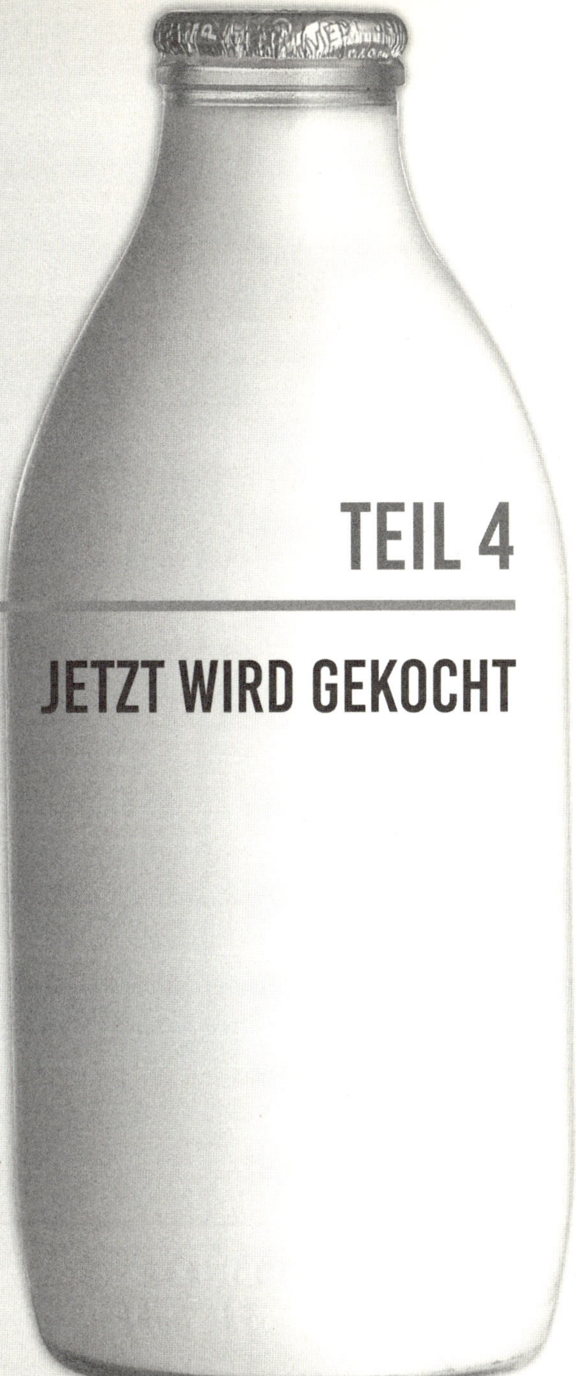

20. KAPITEL

REZEPTE

„Fresser werden nicht geboren, Fresser werden erzogen."

Deutsches Sprichwort

In diesem Rezeptteil, den zum Großteil meine küchenversierte Tochter Veronika verfasst hat, finden Sie nur Gerichte auf rein pflanzlicher Basis. Wer tierische Produkte zufügen will, kann die Rezepte entsprechend ergänzen. Wir haben außerdem darauf geachtet, fettarm, aber nicht völlig fettfrei, zu arbeiten. Deshalb haben wir auch keine fettfreien Salatdressings oder fettfreie Bratkartoffeln mit aufgenommen.

Den Schwerpunkt bilden Hauptgerichte, gefolgt von den Suppen, die für eine größere Vielfalt der Nährstoffe sorgen, sowie den rohen Salaten, die neben den gegarten Gemüsen enorm wichtig sind für die Versorgung mit Vitaminen und sekundären Pflanzenstoffen. Nachtische und Gebäck sind noch am ehesten verzichtbar und kommen auch aus Platzgründen nur mit ein paar Beispielen vor.

Allergiker können unsere Rezepte anpassen: Wer allergisch auf Soja reagiert, ersetzt die sojabasierten Zutaten durch Produkte aus Seitan (Weizenprotein) oder weicht auf Hülsenfrüchte seines Geschmacks aus. Eine Alternative zu Tofu sind Produkte aus den Samen der Süßlupine. Sie bekommen diese in Bioläden, gut sortierten Reformhäusern oder bei Internetversendern, die auf vegane Produkte spezialisiert sind. Lupinenprodukte enthalten wichtige pflanzliche Vitalstoffe, aber kein Gluten, so-

dass auch Menschen mit Glutenunverträglichkeit darauf zurückgreifen können. Sojamilch können Sie durch Hafermilch, Mandelmilch, Kokosmilch, Reismilch oder Dinkelmilch ersetzen.
Wer allergisch auf das Weizeneiweiß Gluten ist, kann Sojaprodukte, Kichererbsen, weiße Bohnen oder dicke Bohnen (Saubohnen) als Grundlage seiner Rezepte wählen, ebenso Produkte aus Lupinensamen.
Statt Butter lässt sich Mandelmus verwenden, auch Erdnusscreme ist empfehlenswert. Zum Backen eignet sich vegane Margarine. Zum Verfeinern können statt Sahne Kokos-Rahm, Sojacreme oder auch Produkte aus Hafer beziehungsweise Mandeln verwendet werden.

Da wir gezwungen sind, uns auf eine überschaubare Anzahl von Rezepten zu beschränken, hier ein paar einfache, grundsätzliche Ratschläge:

- Sie müssen Ihre bisherigen Kochbücher nicht wegwerfen. Bei vielen Rezepten genügt es, die angegebenen Mengen von Fleisch, Wurst, Geflügel, Wild oder Fisch einfach durch pflanzliche Nahrungsmittel zu ersetzen: Tofu, Seidentofu, Seitan, Erbsen, Linsen, Kichererbsen oder Bohnen sind ebenso schmackhaft und haben einen erheblich höheren qualitativen Nährwert als tierische Produkte.
- Sind Eier wegen ihrer Bindefähigkeit vorgeschrieben, dann können Sie ersatzweise veganen Ei-Ersatz aus dem Reformhaus verwenden. Oft tut es aber auch schon 1 Esslöffel Mehl oder Stärke, denn es kommt ja hauptsächlich auf die Bindefähigkeit an. Am besten bewährt hat sich für uns Sojamehl.
- Statt Hühnerbrühe oder Fleischfond verwenden wir grundsätzlich Gemüsebrühe. Wählen Sie am besten ein Produkt, das möglichst wenig Salz enthält. Ein Zutatenvergleich bringt Sie mit Sicherheit auf die richtige Spur.
- Auch wenn ich das Wort „vegan" wegen seiner ideologischen Bedeutung nicht so sehr schätze, besorge ich uns Margarine aus dem veganen Supermarkt. Unsere bevorzugte Pflanzenmargarine enthält

Rapsöl, Palmfett, Zitronensäure, Vitamin E und keinerlei Milchbestandteile. Sie ist geschmacklich auch als Brotaufstrich hervorragend und eignet sich ausgezeichnet für das Backen von Kuchen oder Keksen.

- Für Salate und zum Anbraten verwende ich nur noch gutes Rapsöl oder Olivenöl, und das in wirklich kleinen Mengen.
- Mit Käseersatz ist das so eine Sache. Die veganen Produkte kommen meiner Erfahrung nach nicht entfernt an wirklichen Käse heran. Und sie haben beinahe ebenso viele Kalorien wie Edamer oder Camembert. Der Gesundheitswert ist überdies fraglich, weil diese Produkte allesamt einen hohen Anteil an gesättigtem Fett (meist Palmfett) enthalten.
- Raffinierten Zucker verwenden wir kaum mehr. Wir greifen zu Rohrzucker, Agavendicksaft, Ahornsirup oder Honig. Zum Süßen von Getränken verwende ich Süßstoff, der solchen, wie sie in der Natur vorkommen, genau nachgebildet ist. Allerdings ist die Süße von Stevia Geschmackssache.
- Wenn Sie nicht gerne scharf essen, lassen Sie die in den Rezepten angegebenen Chilis einfach weg. Das Gleiche gilt für Zwiebeln und Knoblauch. Manche mögen das eben nicht. Ich persönlich variiere viele Rezepte, wenn sie Zutaten enthalten, die mir nicht so liegen; dafür setze ich andere, von der Art vergleichbare, an ihre Stelle. Probieren Sie das doch einfach selbst einmal aus.

FRÜHSTÜCK

Nehmen Sie sich Zeit zum Frühstücken. Es ist wichtig, denn es weckt Ihren Stoffwechsel auf, sorgt für Körperwärme, Tatkraft und Unternehmungsgeist. Und es hilft tatsächlich, die schlanke Linie zu bewahren. Wer nämlich nicht frühstückt, hält seinen Stoffwechsel im Schlummermodus gefangen, er verbrennt kaum Kalorien. Die Folge: Gewichtszunahme trotz gezügeltem Essen, Müdigkeit, Antriebslosigkeit.

Welche Art von Frühstück Sie wählen, ist Ihre ganz persönliche Sache. Manche schwören auf Müsli, andere wiederum mögen das gar nicht und bevorzugen Brot oder Brötchen. Unsere hier beschriebenen Rezepte kommen in jedem Fall ohne tierisches Eiweiß aus. Müslifreunde wählen statt Kuhmilch Soja-, Hafer- oder Mandelmilch. Aber auch Fruchtsaft eignet sich gut. Es kommt schließlich darauf an, die Getreideprodukte gut einzuweichen. Schließlich ist auch Mineralwasser eine Möglichkeit, denn die Früchte sorgen ihrerseits schon für guten Geschmack und Süße. Wer nachsüßen möchte, nimmt Ahornsirup, Agavendicksaft oder einen Löffel Honig.

Als Müslibasis sind Haferflocken mit einer fertigen Mehrkornmischung und etwas geschnittenem Obst (je nach Jahreszeit) ein guter Auftakt für den Tag. Es gibt auch hervorragende Vollkorn-Frühstückscerealien von diversen Anbietern. Sie sollten nur darauf achten, dass der Zuckergehalt nicht allzu hoch ist. Nehmen Sie dazu nach Belieben noch ein paar Nüsse, Rosinen, eine in Scheiben geschnittene Banane, eine halbe Grapefruit und einen Esslöffel geschroteten Leinsamen oder Chiasamen. Im Winter bieten sich Orangen, Mandarinen oder Clementinen an. Im Sommer können es Erdbeeren, Heidelbeeren, Stachelbeeren, Johannisbeeren, Trauben oder Kirschen sein. Äpfel oder Birnen gibt es ohnehin das ganze Jahr. Und bei Bedarf tun es auch preisgünstige Obst- oder Beerensorten aus der Tiefkühltruhe.

Wer sich mehr für Brot erwärmt, sollte Vollkornprodukte wählen (sie sind einfach nährstoffreicher als Weißmehlprodukte). Wählen Sie aus der vielfältigen Produktpalette an Brotaufstrichen aus dem Reformhaus, Bioladen oder Drogeriemarkt, hier ist für jede Geschmacksrichtung etwas dabei. Auch Erdnusscreme oder Mandelcreme sind eine gute Wahl. Ich persönlich frühstücke zu meinem Brot jeden Morgen auch noch klein geschnittenes Obst oder filetierte Orangen und Grapefruits.

Wollen Sie sich etwas besonders Gutes tun, bereiten Sie sich einen Smoothie zu. Smoothie bedeutet im Englischen so viel wie „cremig" oder „fein". Der Begriff steht für Mixgetränke, die nicht durch bloßes Auspressen, etwa von Orangen oder Äpfeln, sondern durch das Zerkleinern der ganzen Frucht und des Gemüses entsteht. Dadurch gelangen nicht nur sämtliche Vitamine und Nährstoffe, sondern auch die Ballaststoffe der Früchte, Salate oder Kräuter in den Körper, wo sie ihre heiltätigen Kräfte entfalten können. Sie können im Grunde alles, worauf Sie Appetit haben, in Smoothies verwandeln: Tomaten ebenso wie Ananas, Zwetschgen ebenso wie Frühlingszwiebeln, Maulbeeren ebenso wie Feldsalat. Beispiel für einen Frucht-Smoothie: Mixen Sie zwei Bananen, eine halbe Ananas, eine halbe kleine Papaya oder eine Mango. Sie können zusätzlich noch entsteinte Pflaumen oder Pfirsiche beziehungsweise Aprikosen hineingeben. Um den Smoothie flüssiger zu machen, genügt ein Schuss Wasser.

Viele Smoothie-Liebhaber bevorzugen „grüne Smoothies", also solche mit Gemüse: Dafür verwenden sie etwas weniger Früchte, zum Beispiel ein paar Heidel- oder Erdbeeren und eine Banane, und geben beispielsweise noch zwei gut gewaschene Kohlblätter, eine halbe Salatgurke und etwas geschroteten Leinsamen zu.

SAUER-SCHARFE SUPPE PEKING-ART

Zutaten für 2 Personen:

1 Zwiebel
1 Knoblauchzehe
1 Chilischote
1 TL Rapsöl
½ l Gemüsebrühe
1 EL Reisstärke (Kartoffel- oder Maisstärke geht auch)
1 EL Rohrzucker (oder Honig)
2 EL Essig
2 EL Kokossahne
40 g Bambussprossen
30 g Glasnudeln
Salz, Pfeffer

Zubereitung:

Zwiebel und Knoblauch schälen und hacken. Chili waschen, Kerne entfernen und die Chili hacken, mit Zwiebel und Knoblauch im heißen Öl anbraten. Mit ¼ Liter der Gemüsebrühe aufgießen, 8 Minuten kochen lassen.

In der restlichen kalten Gemüsebrühe Reisstärke, Zucker, Essig und Kokossahne verquirlen, zur kochenden Brühe geben, aufkochen lassen, Bambussprossen und Glasnudeln zugeben, 5 Minuten ziehen lassen. Mit Salz und Pfeffer abschmecken und servieren.

ROTE LINSEN-SUPPE

Zutaten für 2 Personen:

1 Zwiebel

1 Knoblauchzehe

1 TL Rapsöl

40 g rote Linsen

1 TL gemahlener Kreuzkümmel (Cumin)

1 EL Tomatenmark

½ l Gemüsebrühe

Salz, Pfeffer

3 Stängel glatte Petersilie

Zubereitung:

Zwiebel und Knoblauch schälen, hacken und im heißen Öl anbraten. Währenddessen die Linsen waschen, dann mit Cumin, Tomatenmark und Gemüsebrühe in den Topf geben. Das Ganze 20 Minuten kochen, dann mit einem Mixstab pürieren. Petersilie waschen und die Blätter hacken.

Die Suppe mit Salz und Pfeffer abschmecken und mit der Petersilie bestreut servieren.

ZWIEBELSUPPE – FREI NACH JAMIE OLIVER

Der saloppe britische Spitzenkoch hat zwar mit veganer Küche nicht viel am Hut, aber viele seiner bemerkenswerten Rezepte lassen sich unschwer „entfleischen". Abgesehen davon äußert Jamie größtes Verständnis für Vegetarier und ernährt sich angeblich mehrmals pro Woche auch selbst vegetarisch. Hier eine Variation seiner Zwiebelsuppe:

Zutaten für 4–6 Personen:
750 g Zwiebeln
6 Knoblauchzehen
2 EL Olivenöl
1¼ l Gemüsebrühe
1 EL frische Thymianblättchen
1 Lorbeerblatt
½ Baguette (alternativ 4 Scheiben Vollkorntoast)
100 g veganer Pizzaschmelz
Salz, Pfeffer

Außerdem:
Römertopf oder 4–6 ofenfeste Suppenschüsseln

Zubereitung:
Zwiebeln und Knoblauch schälen, Zwiebeln in Ringe, Knoblauch in winzige Würfel schneiden. Beides in einem Topf im heißen Öl anbraten, aber nicht braun werden lassen (sonst wird es bitter!). Mit Gemüsebrühe, Thymian und Lorbeerblatt aufkochen, 20 Minuten simmern lassen. Mit Salz und Pfeffer abschmecken. Baguette in Scheiben schneiden und diese toasten. Die Brotscheiben in einen Römertopf oder in ofenfeste Suppenschüsseln legen, Zwiebelsuppe darübergeben, obenauf den veganen Pizzaschmelz streuen und die Zwiebelsuppe im Ofen 10 Minuten bei 220 °C überbacken.

INDISCHE LINSENSUPPE

Zutaten für 4 Personen:

1 Zwiebel
2 Knoblauchzehen
1 TL Öl
200 g Kartoffeln (2 mittelgroße)
1 l Gemüsebrühe
2 TL Paprikapulver geräuchert
¼ TL gemahlener Kreuzkümmel (Cumin)
1 TL Ingwerpaste (Reformhaus)
1 Prise Cayennepfeffer
1 Dose Pizzatomaten (400 g)
100 g rote Linsen
Salz

Zubereitung:

Zwiebel und Knoblauch schälen und fein hacken, im Öl anbraten. Inzwischen Kartoffeln schälen, in kleine Würfel schneiden, zu den angebratenen Zwiebeln geben und kurz mitdünsten (3 Minuten).

Dann die Hälfte der Brühe zufügen, Paprikapulver, Cumin, Ingwerpaste, Cayennepfeffer, Pizzatomaten und rote Linsen zugeben. Alles zusammen 50 Minuten auf kleiner Hitze köcheln. Vor dem Servieren mit Salz abschmecken.

PIKANTE TOMATENSUPPE

Zutaten für 4 Personen:

350 g reife Tomaten

2 rote Paprikaschoten

2 Knoblauchzehen

Saft einer Limette

¾ l Gemüsebrühe

1 TL Harissa (nordafrikanische Würzmischung)

1 EL Tomatenmark

1 EL Sesamsamen

8–10 Basilikumblätter

Zubereitung:

Tomaten waschen und vierteln, Paprikaschoten waschen, halbieren, putzen und grob schneiden. Alles zusammen mit dem geschälten Knoblauch und dem Limettensaft im Mixer oder in der Küchenmaschine pürieren. In einen Topf geben, Gemüsebrühe, Harissa und Tomatenmark hinzufügen, kurz aufkochen.

Die Sesamsamen in einer kleinen Pfanne kurz erhitzen, bis sie duften. Die Suppe portionieren, Sesam darüberstreuen, mit dem Basilikum garnieren.

MISOSUPPE

Zutaten für 4 Personen:

1 Möhre

1 Stange Lauch

150 g Tofu

150 g frische Shiitake (ersatzweise Austernpilze)

1 TL Öl

¾ l Gemüsebrühe

2 EL Misopaste (aus dem Asia-Shop)

½ Bund Schnittlauch

Zubereitung:

Die Möhre waschen, putzen und in sehr dünne, kurze Streifen schneiden (geht auch mit einem Sparschäler). Lauch putzen und in feine Ringe schneiden, diese in einem Sieb gründlich waschen. Den Tofu in kleine Würfel schneiden. Die Pilze mit einem Tuch oder einem trockenen Pinsel putzen und in dünne, kurze Streifen schneiden.

In dem Öl nur die Pilze im Suppentopf anbraten (3 Minuten). Dann die Brühe aufgießen und das übrige Gemüse zufügen. Köcheln lassen, bis dieses gerade noch bissfest ist (6–7 Minuten). Kurz vor dem Servieren die Misopaste und den gewürfelten Tofu zugeben. Ein paar Minuten bei geringer Hitze ziehen lassen. Den Schnittlauch waschen, in kleine Röllchen schneiden und damit die Suppe garnieren.

ERBSENSUPPE MIT VOLLKORN-HÖRNCHENNUDELN

Zutaten für 4 Personen:

1 Zwiebel
1 TL Öl
250 g getrocknete grüne Erbsen
1 l Gemüsebrühe
150 g Vollkorn-Hörnchennudeln
1 Bund Frühlingszwiebeln
½ Bund Petersilie

Zubereitung:

Die Zwiebel schälen, hacken und im Öl kurz anbraten, Erbsen und Gemüsebrühe zugeben, ca. 1 Stunde bei kleiner Hitze kochen lassen. Immer wieder umrühren, damit nichts anbrennt. Inzwischen die Nudeln in separatem Topf nach Packungsanleitung zubereiten, abgießen und warm halten. Sie werden separat zur Suppe gereicht.

Die Frühlingszwiebeln waschen, putzen und klein schneiden; 5 Minuten vor Ende der Garzeit dazugeben und mitgaren. Sie sollten noch etwas Biss haben. Die Petersilie waschen und die Blätter hacken. Prüfen, ob die Erbsen gar sind. Mit der gehackten Petersilie die Suppe bestreuen.

WEISSE-BOHNEN-SUPPE MIT AMARANTH UND GERÖSTETER PAPRIKA

Diese Suppe darf gerne eineinhalb Stunden vor sich hin köcheln. Sie wird dann wunderbar aromatisch und cremig. Pfeffer und Brühwürfel sollten erst ganz zum Schluss dazugegeben werden, damit sich die Kochzeit nicht verlängert.

Zutaten für 4 Personen:
150 g weiße Bohnen (über Nacht eingeweicht)
Gemüsebrühwürfel für 1½ l Wasser
2 mittelgroße Möhren
1 Stange Lauch, 1 Zwiebel
3 Knoblauchzehen, 1 rote Paprikaschote
100 g Amaranth (Reformhaus)
1 TL Öl
½ Bund frischer Thymian
Pfeffer

Zubereitung:
Bohnen mit 1 ¼ Liter Wasser und den Gemüsebrühwürfeln aufsetzen. Möhren waschen, putzen und klein würfeln, Lauch putzen, in feine Ringe schneiden und in einem Sieb gründlich waschen. Möhre und Lauch zu den Bohnen geben. Zwiebel und Knoblauch schälen und fein hacken, Paprika waschen, putzen und in daumengroße Stücke schneiden.
Diese drei Zutaten zusammen mit dem Amaranth in einer Pfanne mit dem Öl rösten. Wenn die Bohnen 45 Minuten gekocht haben, die Mischung zusammen mit den abgezupften Thymianblättchen zu den Bohnen geben. Nochmals 45 Minuten köcheln lassen. Wenn Getreide und Bohnen schön weich sind, die Suppe ganz nach persönlichem Geschmack mit etwa ¼ Liter Wasser auffüllen und mit Pfeffer würzen.

MINESTRONE

Zutaten für 6 Personen:

1 rote Zwiebel
3 Knoblauchzehen
1 l Gemüsebrühe
½ Fenchelknolle, gewürfelt
1 Stange Staudensellerie
1 daumengroßes Stück Ingwer
1 Chilischote, mittelscharf
1 Zucchini
150 g TK-Blattspinat
1 kleine Dose weiße Bohnen (450 ml)
1 EL helle Sojasoße
1 TL Oregano
1 Zitrone
Pfeffer

Zubereitung:

Zwiebel und Knoblauchzehen schälen, die Zwiebel fein würfeln, Knoblauch durchpressen, beides in einem Suppentopf in der Gemüsebrühe aufkochen. Fenchel und Selleriestange waschen und putzen, beides in kleine Stücke schneiden. Ingwer schälen und fein reiben, Chilischote waschen, putzen und hacken.

Diese vorbereiteten Zutaten in die Brühe geben und weich kochen (ca. 15 Minuten). Inzwischen die Zucchini waschen, putzen und klein würfeln. Mit Spinat, Bohnen aus der Dose, Sojasoße und dem Oregano in die Brühe geben und alles nochmals 5 Minuten leicht kochen lassen. Die Zitrone auspressen und damit sowie mit Pfeffer abschmecken.

KARTOFFELSUPPE MIT OKRA

Zutaten für 4 Personen:
1 Zwiebel, 2 Knoblauchzehen
4 mittelgroße mehligkochende Kartoffeln
100 g rote Linsen
1 TL geriebener Ingwer
2 TL Paprikapulver, geräuchert
2 TL Sambal Oelek (Chilipaste)
½ TL gemahlener Kreuzkümmel (Cumin)
1 TL Currypulver
½ l Gemüsebrühe
½ l passierte Tomaten
350 g frische Okraschoten (türkischer Supermarkt oder Konserve)
1 Dose gegarte Kichererbsen (450 ml)
2 EL Kokossahne
Salz, Pfeffer

Zubereitung:
Zwiebel und Knoblauch schälen, die Zwiebel hacken, Knoblauch durchpressen. Kartoffeln schälen und klein würfeln. Zwiebel, Knoblauch und Linsen zusammen mit dem Ingwer, dem Paprikapulver, Sambal Oelek, Cumin und dem Currypulver in der Gemüsebrühe mit den passierten Tomaten aufkochen und 45–50 Minuten köcheln lassen. Okra so putzen, dass die Schoten dabei nicht geöffnet werden, also den Stiel nie ganz abschneiden, sonst bluten die Schoten beim Garen aus! Die geputzten Okraschoten kommen nach 15–20 Minuten dazu.
Wenn Sie Okra aus der Dose verwenden, dann zusammen mit den Kichererbsen erst 5 Minuten vor Ende der Garzeit zugeben. Zum Schluss die Kokossahne unterrühren, die Suppe mit Salz und Pfeffer abschmecken und servieren.

GRIECHISCHER BOHNENSALAT

Zutaten für 2 Personen:

1 Knoblauchzehe

1 TL Olivenöl

2 EL Essig

Saft von 1 Zitrone

1 Prise Zimtpulver

Salz, Pfeffer

1 kleine Dose weiße Riesenbohnen (450 ml)

2 EL gehackte Petersilie

Zubereitung:

Knoblauch schälen und fein hacken oder durchpressen, mit Öl, Essig, Zitronensaft, einer Prise Zimt sowie etwas Salz und Pfeffer verrühren. Bohnen abgießen, mit der gehackten Petersilie in der Marinade mischen, 1 Stunde oder besser über Nacht im Kühlschrank ziehen lassen.

Tipp:

Wenn Sie die Bohnen mit 200 Gramm nach Packungsanweisung gekochten Reisnudeln (Kritharaki), Stückchen einer halben geschälten Gurke und 10–12 entsteinten schwarzen Oliven mischen, ergibt das ein komplettes köstliches Abendessen.

BULGUR-SALAT IN ROMANA-LÖFFELN

Zutaten für 2–3 Personen:
2 Mini-Romanasalate/Romanasalatherzen
150 g Bulgur
3 Frühlingszwiebeln, 3 Knoblauchzehen
1 EL Rapsöl
1 TL fein gehackter Ingwer
1 EL Sojasoße
1 Dose Kidneybohnen (450 ml)
100 g schnittfester Tofu oder Räuchertofu
30 g Walnüsse (Pinien- und Sonnenblumenkerne gehen auch)
1 EL Sesamsamen
1 EL Kräuteressig
Salz, Pfeffer

Zubereitung:
Von den Romanasalaten den Strunk großzügig abschneiden, die Salate in die einzelnen Blätter zerteilen, diese waschen, dann beiseitestellen. Den Bulgur in 300 Milliliter Wasser aufkochen und 30 Minuten ausquellen lassen. Frühlingszwiebeln waschen, putzen und in dünne Ringe schneiden. Knoblauch schälen und durchpressen.
Öl in einer Pfanne erhitzen, darin Knoblauch, Frühlingszwiebeln und Ingwer anbraten, mit 100 Milliliter Wasser und der Sojasoße ablöschen. Bulgur zugeben. Kidneybohnen abtropfen lassen, Tofu klein würfeln, Walnüsse grob hacken. Alle drei Zutaten zusammen mit Sesam und Essig hinzufügen, mischen und den Bulgursalat mit Salz und Pfeffer abschmecken. In die Romana-„Löffel" füllen und servieren.

Tipp:
Wer möchte, kann auch eine klein gehackte Chili daruntermischen.

SALATPLATTE MIT GEBRATENEN PASTINAKEN

Zutaten für 2 Personen:

2 mittelgroße Pastinaken
6 TL Rapsöl
½ Kopfsalat
4 Tomaten
½ Bund Basilikum
½ Bund Petersilie
Salz, Pfeffer
2 EL Balsamico

Zubereitung:

Pastinaken waschen, putzen, längs vierteln und in ½ Zentimeter dicke Scheiben schneiden. Diese mit 2 Teelöffeln Öl in die erhitzte Pfanne geben und unter mehrmaligem Wenden auf beiden Seiten braun braten, bis sie gar sind. Die karamellisierten Seiten machen den besonderen Geschmack aus.

Den Kopfsalat putzen und in seine Blätter zerteilen, die Tomaten und die Kräuter waschen. Den Salat in mundgerechte Stücke zerteilen, die Tomaten in nicht zu dünne Scheiben schneiden. Petersilie hacken.

Auf einer Salatplatte die Tomatenscheiben hübsch anordnen, leicht salzen und pfeffern, mit Basilikumblättern belegen, dann die Pastinaken und den Kopfsalat daraufgeben, die gehackte Petersilie darüberstreuen, nochmals mit etwas Salz und Pfeffer würzen, mit dem restlichen Öl und dem Essig besprenkeln.

Tipp:

Den Salat nach Belieben mit ein wenig Balsamico-Creme verzieren.

RETTICH-GURKEN-SALAT MIT FRISCHEM DILL

Eine Erinnerung an meine Kindheit – nur mit dem Unterschied, dass heutige Gurken keine großen, störenden Kerne mehr haben.

Zutaten für 4 Personen:

1 Bund Dill
1 Rettich
1 Salatgurke
2 EL Kräuteressig
1 EL Olivenöl
Salz, Pfeffer

Zubereitung:

Dill waschen und fein hacken. Rettich und Gurke waschen und schälen. In der Küchenmaschine oder auf der Handreibe grob raspeln. Das Gemüse mit Essig, Öl, Salz, Pfeffer und Dill vermischen und mindestens 10 Minuten ziehen lassen.

BÖHMISCHER KRAUTSALAT

Zutaten für 4 Personen:

½ Kopf Weißkraut
1 Zwiebel, fein gehackt
2 EL Rohrzucker (oder Agavendicksaft)
1 EL Öl
2 TL Salz
1 TL Pfeffer
3 EL Kräuteressig

Zubereitung:

Die Kohlhälfte vierteln, den Strunk sorgfältig herausschneiden. Dann den Kohl mit der Küchenmaschine fein raspeln (oder von Hand in feine Streifen schneiden). Es sollten kurze Krautfäden werden. Die Zwiebel schälen und fein würfeln, mit dem Kraut vermischen.

In einer ausreichend großen Schüssel Zucker, Öl, Salz, Pfeffer, Essig und ¼ Liter Wasser vermischen. Der Zucker sollte gut aufgelöst sein. Die Marinade über das Kraut geben, alles gut durchmischen.

Dann mit einem Deckel abdecken, der kleiner ist als der obere Schüsselrand. Er soll das marinierte Kraut pressen. Zu diesem Zweck den Deckel mit einem steinernen Küchenmörser (oder zwei Konservendosen) beschweren, den Krautsalat über Nacht ziehen lassen. Dann überschüssige Marinade abgießen und servieren.

PAPRIKA-RADICCHIO-SALAT MIT KICHERERBSEN

Zutaten für 4 Personen:

1 kleiner Kopf Radicchio (200–250 g)
1 Bund Frühlingszwiebeln
je 1 rote, grüne und gelbe Paprikaschote
1 Dose Kichererbsen (450 ml)
2 Pfirsiche, in Scheibchen geschnitten
1 Orange, filetiert
1 EL Rapsöl
2–3 EL Kräuteressig (oder Granatapfelessig)
Salz, Pfeffer

Zubereitung:

Radicchio putzen, die Blätter ablösen, waschen und in mundgerechte Happen zupfen. Frühlingszwiebeln und Paprikaschoten waschen, putzen und in Stücke schneiden. Kichererbsen abtropfen lassen.
Pfirsiche waschen, vierteln und die Stücke quer in Scheibchen schneiden. Orange mit einem scharfen Messer bis ins Fruchtfleisch schälen, die Fruchtfilets zwischen den Häutchen herausschneiden.
Aus Öl und Essig in einer Schüssel eine Marinade anrühren. Paprika und Frühlingszwiebeln zusammen mit dem klein geschnittenen Obst und den abgetropften Kichererbsen in die Marinade geben. Den Salat leicht salzen und pfeffern, vor dem Servieren etwas ziehen lassen.

QUINOA-SALAT MIT MANGO UND BROMBEEREN

Zutaten für 4 Personen:

150 g Quinoa (Bioladen/Bioregal im Supermarkt)
2 Frühlingszwiebeln
1 vollreife Mango
150 g Brombeeren
1 kleiner Romanasalat
2 TL Kürbiskernöl
Saft und abgeriebene Schale von 2 Biozitronen
2 EL Cashewkerne

Zubereitung:

Quinoa gut waschen (sonst ist er bitter) und nach Packungsangabe garen, das dauert ca. 20 Minuten. Abkühlen lassen. Inzwischen die Frühlingszwiebeln waschen, putzen und in fingergliedgroße Stücke schneiden. Die Mango schälen, vom Stein schneiden und würfeln. Die Beeren und den geputzten und in mundgerechte Stücke zerteilten Romanasalat in einem Sieb waschen.

Zitronensaft und Schale der Zitronen mit dem gegarten Quinoa in einer Salatschüssel vermischen. Die Cashewkerne grob hacken und mit den restlichen Zutaten hinzufügen, mischen und vor dem Servieren 30 Minuten durchziehen lassen.

NIZZA-SALAT

Zutaten für 4 Personen:
1 Dose Kichererbsen (450 ml)
1 EL Olivenöl
2 EL Kräuteressig
1 Prise Knoblauchpulver
½ Bund Petersilie, gehackt
½ Bund Schnittlauch, gehackt
2 EL Kapern (1 kleines Glas)
250 g kleine gegarte Pellkartoffeln
½ Salatgurke
5 Tomaten
100 g Radicchioblätter
1 Handvoll schwarze entsteinte Oliven

Außerdem:
Kartoffelstampfer

Zubereitung:
Die Kichererbsen abtropfen lassen. Aus Öl, Essig, Knoblauchpulver und den gehackten Kräutern ein Dressing rühren. Kichererbsen in eine Salatschüssel geben, grob zerstampfen. Sie sollten etwas stückig bleiben. Dann die Kapern und das Dressing darübergeben, gut mischen. Kartoffeln pellen und halbieren oder vierteln.
Gurke schälen und in Würfel schneiden, Tomaten waschen und in Scheiben schneiden. Radicchio in mundgerechte Stücke zupfen.
All diese vorbereiteten Zutaten unter die Kichererbsen mischen. Die Oliven untermischen und den Salat servieren.

SCHARFES KAKI-CHUTNEY

Sie können dieses Chutney als Würze zu gebratenen veganen Steaks, aber auch als Soße für Spaghetti- und andere Nudelgerichte verwenden. Wenn Sie eine größere Menge herstellen, lässt sich der Rest portionsweise einfrieren.

Zutaten für 4 Personen:

1 Zwiebel
3 Knoblauchzehen
2 scharfe Chilischoten
1 EL Olivenöl
2 Tomaten
3 Kakis
1 EL Rosinen
Saft von 1 Zitrone
1 EL gemahlener Koriander
1 EL Sojasoße
1 EL Balsamico
etwas Honig, Salz, Pfeffer

Zubereitung:

Zwiebel und Knoblauch schälen, Chilis waschen, putzen, die Kerne entfernen. Alles fein hacken, in einem Topf im Olivenöl scharf anbraten. Tomaten und Kakis waschen, ohne Stielansatz grob würfeln, mit Rosinen, Zitronensaft, Koriander, Sojasoße, Balsamicoessig und etwas Honig in den Topf geben und alles ca. 30 Minuten bei kleiner Hitze kochen.
Mit dem Mixstab pürieren, das Chutney nochmals kurz aufkochen, mit Salz und Pfeffer abschmecken.

SOJA-MOUSSAKA

Zutaten für 4 Personen:
800 g Kartoffeln
Salz
100 g Sojaschnetzel
700 ml Gemüsebrühe
1 Aubergine
Olivenöl
1 rote Zwiebel
2 Knoblauchzehen
1 Dose Pizzatomaten (400 g)
2 EL Tomatenmark
1 TL Zimtpulver
1 TL getrockneter Majoran
1 Lorbeerblatt
1 EL Margarine
1 EL Mehl
1 Messerspitze Muskat
weißer Pfeffer

Außerdem: Auflaufform

Zubereitung:
Die Kartoffeln waschen, bürsten und mit etwas Wasser und Salz in einem abgedeckten Topf gar kochen. Je nach Kartoffelgröße dauert das zwischen 15 und 30 Minuten.
Inzwischen die Sojaschnetzel in 300 Milliliter heißer Gemüsebrühe ca. 10 Minuten quellen lassen. Die Aubergine waschen und in ½ Zentimeter dicke Scheiben schneiden. Diese mit wenig Öl von beiden Seiten gut anbraten und zur Seite stellen.

Die Zwiebel schälen, in kleine Würfel schneiden und mit etwas Olivenöl anbraten, bis sie glasig wird. Den Knoblauch schälen, durch eine Presse drücken und mit anbraten. Mit den Dosentomaten aufgießen, das Tomatenmark und die eingeweichten Sojaschnetzel hinzugeben. Mit Zimt, Majoran, Lorbeer und Pfeffer würzen. Bei Bedarf mit etwas Salz abschmecken. Die Tomatensoße ca. 10 Minuten auf mittlerer Hitze köcheln lassen. Den Backofen auf 180 °C vorheizen.
In einem weiteren Topf die Margarine schmelzen. Das Mehl darin anschwitzen. Sofort mit einem Schneebesen nach und nach die restliche Gemüsebrühe unterrühren, damit es keine Klumpen gibt. Aufkochen lassen und stetig weiterrühren. Mit Muskat und Pfeffer abschmecken.
Die heißen Kartoffeln schälen und in dünne Scheiben schneiden. Eine beschichtete Auflaufform mit einer Schicht Kartoffeln auslegen. Darüber die Hälfte der weißen Soße gießen.
Als Nächstes die Auberginenscheiben einschichten und mit der Soja-Tomaten-Soße abdecken. Die oberste Schicht bilden die restlichen Kartoffeln, das Ganze mit der restlichen weißen Soße übergießen. Den Auflauf ca. 40 Minuten im heißen Backofen garen.

PIKANTE SEITAN-BÄLLCHEN

Zutaten für 4 Personen:

100 g Seitan-Pulver (= Weizengluten)
Gemüsebrühe-Pulver für 1 l Brühe
2 EL Sojasoße
1 Prise Knoblauchpulver
1 Prise Cayennepfeffer
1 EL Olivenöl

Zubereitung:

Das Seitan-Pulver mit dem Brühepulver und den übrigen Gewürzen trocken gut vermischen. Sojasoße mit 6 Esslöffel Wasser verrühren, nach und nach zum Seitan-Pulver geben, gut umrühren und dann kneten, bis sich ein fester Teig ergibt. Der sehr zähe Teig nimmt nur eine bestimmte Menge Flüssigkeit auf. Den Rest ausdrücken und beiseitestellen.

1 Liter Gemüsebrühe aufsetzen und zum Kochen bringen. Aus dem Teig walnussgroße Bällchen formen und in die Brühe geben (Seitan ist sehr eigenwillig, die Bällchen werden unregelmäßig). Einige Minuten in der schwach kochenden Brühe garen – sobald sie fertig sind, schwimmen sie obenauf. Sie werden dabei ca. doppelt so groß wie vorher. Die Bällchen mit einem Schaumlöffel aus der Brühe nehmen und auf Küchenkrepp etwas abtropfen lassen.

Dann die Bällchen in der restlichen Sojasoße rollen und in der Pfanne in ganz wenig Öl knusprig braten.

Tipp:

Die Bällchen passen gut zu Kartoffelbrei, Couscous, zu Spaghetti mit Tomatensoße, sind aber auch als Snack köstlich. Die Brühe sollten Sie als Grundlage für eine Suppe verwenden.

KICHERERBSEN-AUBERGINEN-TOPF MIT EINKORN

Zutaten für 4 Personen:

1 Zwiebel
2 Knoblauchzehen
1 Aubergine
2 EL Olivenöl
200 g Einkorn (Reformhaus)
1 Chilischote
1 EL getrocknete Berberitzen (Reformhaus)
je 1 TL gemahlener Koriander, Kreuzkümmel, Piment, Kurkuma, Salz
1 gute Prise Zimtpulver
½ l passierte Tomaten
1 Dose Kokosmilch (400 ml)
½ l Gemüsebrühe
1 Dose gegarte Kichererbsen (800 ml)
1 EL gehackte Petersilie

Zubereitung:

Zwiebel und Knoblauch schälen und fein schneiden, Aubergine waschen und ½ Zentimeter groß würfeln. Im Olivenöl zusammen mit dem Einkorn 10 Minuten anbraten. Dann Gewürze zufügen (Petersilie erst vor dem Servieren), passierte Tomaten, Kokosmilch und Gemüsebrühe zugeben. Letztere kann teilweise weggelassen werden, falls das Ganze zu suppig werden sollte. 5–10 Minuten köcheln lassen.

Anschließend Hitze abstellen, Kichererbsen zugeben und den Eintopf bei niedriger Hitze zugedeckt weitere 15 Minuten ziehen lassen. Petersilie zufügen und servieren.

GEFÜLLTE AUBERGINEN

Zutaten für 4 Personen:
80 g Wildreis
ca. 200 ml Gemüsebrühe
2 große Auberginen
1 mittelgroße Tomate
200 g Lupinen-Tofu
Olivenöl
1 EL Ei-Ersatz-Pulver
getrockneter Oregano, getrockneter Thymian
Salz, Pfeffer

Zubereitung:
Den Wildreis in einer Tasse abmessen und mit der doppelten Menge Gemüsebrühe ca. 40 Minuten zugedeckt leicht köcheln. Backofen auf 200 °C vorheizen. Die Auberginen waschen und längs halbieren. Die Auberginenhälften auf der Innenseite ca. 1 Zentimeter vom Seitenrand einschneiden und am besten mit einem scharfkantigen Löffel aushöhlen. Das Auberginen-Innere in möglichst kleine Würfel schneiden und in eine Schüssel geben.
Die Tomate waschen, Lupinen-Tofu würfeln und beides zu den Auberginenwürfeln in die Schüssel geben.
Die Auberginenhälften von beiden Seiten mit etwas Olivenöl in einer Pfanne anbraten (ca. 8 Minuten). Den Reis zu Tomaten und Tofu geben und zusammen mit dem Ei-Pulver vermengen. Mit Thymian, Oregano und Pfeffer würzen. Mit dieser Mischung werden die Auberginen gefüllt. Die Auberginen im heißen Backofen in ca. 35 Minuten fertig garen.

VOLLKORN-PFANNKUCHEN MIT BLATTSPINAT

Zutaten für 4 Personen:

Pfannkuchen:

2 EL veganer Ei-Ersatz (zum Beispiel Veg Egg oder My Ey)
1 l fettarme Sojamilch
Salz
200 g Dinkelvollkornmehl
200 g Weizenmehl Type 1050
etwas Kokosfett oder Rapsöl zum Braten

Spinat:

500 g TK-Blattspinat
Brühwürfel für ½ l Gemüsebrühe
4 getrocknete Tomaten (in Öl eingelegt)
2 EL Sonnenblumenkerne
schwarzer Pfeffer
Muskat

Zubereitung:

Den Spinat mit ca. 100 Milliliter Wasser und dem Gemüsebrühwürfel in einen geräumigen Topf geben, unter Rühren erhitzen. Trockentomaten in kleine Würfel schneiden, mit den Sonnenblumenkernen in den Topf geben. Den Spinat mit Pfeffer und Muskat würzen. Einmal aufkochen und warm halten.

Für die Pfannkuchen den Ei-Ersatz mit der Sojamilch und 1 Prise Salz verquirlen, bis die Mischung ganz glatt ist. Das Mehl nach und nach unter Quirlen zugeben. Der Teig soll dickflüssig werden. Ganz wenig Fett in einer beschichteten Pfanne erhitzen. Nur wenig Teig (für dünne Pfannkuchen) zugeben und am besten kurz mit Deckel backen lassen, dann vorsichtig wenden (die Pfannkuchen zerrupfen leicht) und ohne Deckel fertig braten.

SELLERIEBRATEN MIT PILZSOSSE UND WILDREIS

Dieses Rezept hat Jamie Oliver in seiner Reihe „Cook clever“ vorgestellt. Er wäscht den Sellerie gut, reibt ihn dann ungeschält mit Olivenöl, Knoblauch, Lorbeer, Pfeffer und Salz ein, packt ihn anschließend in Alufolie und lässt ihn im Ofen zwei Stunden backen. Ich habe es anders gemacht ...

Zutaten für 4–6 Personen:
1 Knollensellerie (ca. 1,5 kg)
200 g Wildreis
Salz
600 g Pilze (Champignons, Steinpilze, Pfifferlinge oder Mischpilze)
1 Zwiebel
2 Knoblauchzehen
1 EL Öl
1 l Gemüsebrühe
Pfeffer

Zubereitung:
Den Backofen auf 200 °C (Umluft 180 °C) vorheizen. Den Sellerie schälen, ungewürzt in Alufolie packen und im heißen Ofen 2 ½–3 Stunden garen. Gegen Ende der Garzeit den Wildreis kalt abspülen, mit der dreifachen Menge Wasser und etwas Salz in einem Topf zum Kochen bringen. Bei schwacher Hitze 45–50 Minuten garen. Es sollten ca. zwei Drittel der Körner aufgesprungen und das cremige weiße Innere zu sehen sein. Pilze putzen und in mundgerechte Happen schneiden. Zwiebel schälen, würfeln, Knoblauch schälen und hacken oder durchpressen, beides im heißen Öl anbraten, nach 3 Minuten die Pilze zugeben und scharf anbraten, bis das austretende Wasser verdampft ist und sie gut gebräunt sind. Erst dann mit der Brühe aufgießen. Mit Pfeffer und Salz würzen. Den Sellerie in Scheiben schneiden und mit Pilzsoße und Reis servieren.

OFENKARTOFFEL MIT TOFU-ZUCCHINI-GERÖSTEL

Zutaten für 2 Personen:
2 große Kartoffeln
Salz
½ TL Kümmelsamen
200 g Basilikum-Tofu
1 Zucchini
1 EL Olivenöl
300 g Sojajoghurt (natur)
weißer Pfeffer
etwas gehackte Petersilie
etwas fein geschnittener Schnittlauch
Paprikapulver edelsüß

Zubereitung:
Die Kartoffeln in Salzwasser mit dem Kümmel 30 Minuten köcheln lassen. Die heißen Kartoffeln in Alufolie wickeln, weitere 30 Minuten im Ofen bei 160 °C fertig garen.
Während die Kartoffeln im Ofen sind, den Tofu sowie die gewaschene Zucchini klein schneiden und in einer heißen Pfanne in dem Olivenöl anbraten. Eventuell das Geröstel mit etwas Salz abschmecken.
Den Sojajoghurt mit Salz, Pfeffer, Petersilie, Schnittlauch und Paprikapulver abschmecken.
Die Alufolie um die Kartoffeln aufreißen und die Kartoffeln einmal in der Mitte durchschneiden. Den Joghurt auf den Kartoffeln verteilen und mit der Tofu-Zucchini-Mischung bestreuen.

PALAK TOFU MIT SAFRANREIS

Zutaten für 4 Personen:
1 Tasse Basmatireis (im Messbecher: 235 ml)
2 Tassen Gemüsebrühe (im Messbecher: 470 ml)
einige Safranfäden
1 Knoblauchzehe
1 grüne Chilischote
200 g Natur-Tofu
1 TL Sesamöl
1 daumengroßes Stück Ingwer
Salz, Pfeffer
1 TL Garam Masala
Cayennepfeffer
½ TL Paprikapulver edelsüß
400 g TK-Blattspinat

Zubereitung:
Den Reis zusammen mit der Gemüsebrühe und dem Safran in einem Topf zum Kochen bringen. Zugedeckt bei niedriger Temperatur ca. 20 Minuten leicht köcheln lassen.
Den Knoblauch schälen und fein würfeln. Die Chilischote waschen und in dünne Ringe schneiden. Tofu in grobe Würfel schneiden.
Das Sesamöl in einer tiefen Pfanne oder einem Wok erhitzen, Knoblauch und Chili darin anbraten und anschließend die Tofuwürfel hinzufügen.
Den Ingwer schälen und reiben. Den Tofu mit dem Ingwer, Salz, Pfeffer, Garam Masala, Cayennepfeffer und Paprikapulver würzen und von allen Seiten anbraten.
Sobald der Tofu etwas Farbe angenommen hat, wird der Spinat dazugegeben. Unter stetigem Wenden den Spinat auftauen und erhitzen.
Palak Tofu zusammen mit dem Reis servieren.

RIESENCHAMPIGNONS, GEFÜLLT MIT VOLLKORNBRATLING UND HUMMUS

Zutaten für 2 Personen:

4 Riesenchampignons
Pfeffer, Salz
1 Beutel Vollkorn-Bratlinge (100 g; Reformhaus)
4 TL Hummus (Kichererbsen-Sesam-Paste)
½ Bund Petersilie
1 Zweig Rosmarin
1 EL Olivenöl

Zubereitung:

Champignons am besten mit einem Pinsel von Schmutz befreien (nicht waschen, sonst werden sie matschig). Stiele der Champignons ausbrechen (Sie können sie am nächsten Tag klein geschnitten in einer Champignoncremesuppe verwenden). Pilze mit Pfeffer und Salz leicht würzen. Die Trockensubstanz der Bratlinge mit 125 Milliliter kochendem Wasser übergießen, gut verrühren. Petersilie waschen und die Blättchen fein hacken. Rosmarin waschen, die Nadeln abstreifen und sehr fein schneiden. Beides zur Bratling-Masse geben und diese 10 Minuten ziehen lassen, bis ein fester, aber noch geschmeidiger Teig entstanden ist.

Dann mit dem Teig die Pilze füllen, obenauf je 1 TL Hummus-Paste als Deckel geben. In einer Pfanne mit hohem Rand das Öl erhitzen, die Pilze mit der Füllung nach oben hineinsetzen, scharf anbraten, dann ca. 15 Minuten bei kleiner Hitze zugedeckt garen.

Tipp:

Dazu passen Kartoffeln, Bratkartoffeln oder Naturreis und ein frischer knackiger Salat.

ZUCCHINICURRY MIT SÜSSKARTOFFELN

Zutaten für 2 Personen:

450 g Süßkartoffeln
1 Zwiebel
2 Knoblauchzehen
½ EL Olivenöl
2 Zucchini
200 g Tofu (schnittfest)
1 EL Currypulver
Cayennepfeffer
½ TL geschroteter Szechuan-Pfeffer
½ l Gemüsebrühe
½ Dose Kokosmilch (200 ml)

Zubereitung:

Süßkartoffeln gründlich unter fließendem Wasser sauber bürsten, in einem geschlossenen Topf mit wenig Wasser 25–30 Minuten dämpfen. Inzwischen Zwiebel und Knoblauch schälen, fein hacken, in Öl anbraten. Zucchini waschen, putzen und ebenso wie den Tofu mundgerecht würfeln.

Zu Zwiebel und Knoblauch die Zucchini, nach 10 Minuten auch den Tofu mitsamt den Gewürzen und den Brühwürfeln zugeben. Nach weiteren 5 Minuten Kokosmilch zufügen, bei Bedarf mit etwas Wasser auffüllen und das Curry 15 Minuten köcheln lassen.

Nach 30 Minuten sind die Süßkartoffeln gar, können mit Schale zum Curry serviert und verzehrt werden. Man kann sie auch schälen.

CHILI NON CARNE

Zutaten für 4–6 Personen:
2 EL Sojagranulat/-schnetzel (Trockenware)
1 Zwiebel
2 Knoblauchzehen
2 scharfe Chilischoten
2 Zucchini
2 Auberginen
1 TL Oliven- oder Rapsöl
2 kleine Dosen Kidneybohnen (je 450 ml)
1 Dose Maiskörner (400 g)
½ l passierte Tomaten
1 l Gemüsebrühe
je 1 TL gemahlener Kreuzkümmel (Cumin), Paprika, Kurkuma, Salz

Zubereitung:
Sojaschnetzel mit ¼ l kochendem Wasser überbrühen, 15 Minuten ziehen lassen. Zwiebel und Knoblauch schälen, Zwiebel würfeln. Chilis waschen, putzen, von den Kernen befreien und mit dem Knoblauch hacken. Zucchini und Auberginen waschen, putzen, halbieren und quer in mundgerechte Scheibchen (oder Würfel) schneiden.
Zwiebel mit Knoblauch und Chili in 1 Teelöffel Öl scharf anbraten, dann Zucchini, Auberginen und die eingeweichten, eventuell zerkleinerten Sojaschnetzel, Bohnen, Mais, passierte Tomaten, Gemüsebrühe und Gewürze zugeben und das Chili 15 Minuten leicht köcheln lassen. Vor dem Servieren abschmecken.

Tipp:
Dazu passen indisches Naan-Brot, Hirse oder Vollkorn-Penne.

WIRSINGROULADEN MIT LUPINEN-WALNUSS-FÜLLUNG

Zutaten für 4 Personen:
100 g Lupinen-Tofu
½ kleiner Wirsing (ca. 400 g)
2–3 Scheiben Vollkorntoast
1 Zwiebel
2 Knoblauchzehen
1 Chilischote (je nach Geschmack)
75 g Walnüsse
2 EL Olivenöl
2 TL Salz, Pfeffer und Currypulver nach Belieben

Außerdem:
Holzspießchen nach Bedarf

Zubereitung:
Den Lupinen-Tofu mit einer Gabel in einer Schüssel fein zerdrücken. Beim Wirsing den Strunk vorsichtig ausschneiden, die äußeren zwölf Blätter ablösen und gründlich waschen. Die Hälfte vom restlichen Wirsing in feine, kurze Streifen schneiden. Dann die ganzen Blätter in einem großen Topf in kochendem Wasser 5 Minuten blanchieren, damit sie beim Rollen nicht brechen. Herausnehmen und abkühlen lassen. Die Flüssigkeit beiseitestellen.
Toastscheiben kross toasten und zerbröseln. Zwiebel und Knoblauch schälen und fein würfeln. Chili waschen und putzen, nach Belieben die (sehr scharfen) Kerne entfernen. Im Blitzhacker Walnusskerne und Chili fein hacken.
Zwiebel und Knoblauch in einer hohen Pfanne mit dem Olivenöl anbraten, dann den fein geschnittenen Wirsing dazugeben, 10–12 Minuten auf mittlerer Hitze mit Deckel dünsten.

In einer Schüssel den zerdrückten Lupinen-Tofu und die Walnuss-Chili-Mischung mit dem Pfanneninhalt gut vermischen. Die Gewürze zugeben, etwas vom zerbröselten Vollkorntoast zugeben und mit einem Teil des Wirsingwassers verrühren, bis ein geschmeidiger Teig entsteht.
Backofen auf 200 °C vorheizen. Je 1–2 Esslöffel des Teigs auf jeweils zwei halb übereinandergeschobene Wirsingblätter streichen. Zu sechs Rouladen rollen. Wenn nötig, die Blätter mit Holzspießchen fixieren. Bei hoher Hitze im restlichen Öl in der Pfanne rundum anbraten (ca. 10 Minuten).
Dann in eine Auflaufform nebeneinanderschichten, noch etwas Flüssigkeit aus dem Wirsingtopf zugeben und 20 Minuten im heißen Ofen überbacken.
Dazu passen Kartoffelsalat, Vollkornsemmeln oder Vollkornreis. Wenn von der Fülle etwas übrig bleibt, daraus kleine Küchlein formen und in der Pfanne zu Lupinen-Walnuss-Burgern verarbeiten.

GEMÜSECURRY MIT BELUGA-LINSEN

Zutaten für 4 Personen:
1 Becher Beluga-Linsen (180–200 g)
200 g fester Tofu
2 Zwiebeln
3 Knoblauchzehen
1 Stück Ingwer, daumengroß
1 Chilischote
etwas Olivenöl
1 rote Paprikaschote
1–2 Stangen Staudensellerie
2 Stangen Lauch
½ l Gemüsebrühe
je 1 TL grünes Thai-Currypulver
normales Currypulver
gemahlener Koriander
250 ml Kokosmilch
Salz, Pfeffer

Zubereitung:
Die Linsen in einem Topf mit der dreifachen Menge Wasser 30 Minuten garen. Den Tofu würfeln. Inzwischen für das Curry Zwiebeln und Knoblauch schälen, Ingwer schälen, Chilischote waschen und putzen, Kerne entfernen. Alles fein hacken und in etwas Öl anschwitzen. Währenddessen Paprika, Sellerie und Lauch waschen, putzen und in mundgerechte Happen schneiden, kurz mit anbraten (3–5 Minuten). Dann mit Gemüsebrühe ablöschen, den Tofu, die Gewürze und Kokosmilch zugeben und 20 Minuten köcheln lassen.
Die Linsen mit Salz und Pfeffer abschmecken. Da die Linsen stark dunkel färben, diese am besten separat zum Curry reichen.

SÜSSKARTOFFEL-CHILI MIT HÜLSENFRÜCHTEN

Zutaten für 6 Personen:

1 Zwiebel
3 Knoblauchzehen
1–2 Chilischoten (je nach Schärfe mit oder ohne Kerne)
1 EL Olivenöl
600 g Süßkartoffeln (2 mittelgroße)
½ l Gemüsebrühe
¼ l passierte Tomaten
1 EL geräuchertes Paprikapulver
je 1 Dose (400 g) Kichererbsen, Kidneybohnen und weiße Bohnen
Salz

Zubereitung:

Zwiebel und Knoblauch schälen. Die Chili waschen, putzen, je nach Geschmack die Kerne entfernen (mit Kernen wird es schärfer). Alle drei Zutaten fein hacken, im heißen Öl in einem großen Topf bei nur mäßiger Hitze anschwitzen.
Inzwischen Süßkartoffeln unter Wasser sauber bürsten. Nur wenn die Schale unansehnlich ist, die Kartoffeln schälen, – die Schale kann mitgegessen werden. Kartoffeln in Würfel etwa der Größe von Würfelzucker schneiden, mit zu den Zwiebeln in den Topf geben und 5 Minuten unter Rühren mit anbraten. Dann Gemüsebrühe und passierte Tomaten mit dem geräucherten Paprikapulver zugeben, kräftig rühren, salzen und 20 Minuten köcheln lassen.
Erst dann die abgetropften Hülsenfrüchte zugeben und langsam warm werden lassen. Mit aufgefangenem Abtropfwasser kann man die Konsistenz des Chilis regulieren.

RAVIOLI MIT TOMATEN-TOFU-FÜLLUNG

Zutaten für 4 Personen:

Teig (ergibt ca. 20 Stück):

75 g Hartweizengrieß

75 g Weizenmehl Type 1050 und Mehl zum Arbeiten

1 TL vegetarischer Ei-Ersatz

1 TL Kurkuma

50–60 ml Wasser

Füllung:

100 g Tofu

2 Zweige Basilikum

6 getrocknete Tomaten, in kleinste Würfel geschnitten

4 TL Pesto grün

Salz, Pfeffer

Zubereitung:

Für den Teig den Grieß, das Mehl, Ei-Ersatz sowie je eine Prise Salz und Kurkuma in einer Schüssel mischen. Nach und nach so viel von dem Wasser zugeben, bis ein fester Teig entstanden ist. Kräftig kneten, zu einer Kugel formen, in Frischhaltefolie zimmerwarm 1 Stunde ruhen lassen.

Tofu mit einer Gabel fein zerkrümeln, Basilikumblätter abzupfen, klein hacken, die getrockneten Tomaten so fein wie möglich scheiden. Alles unter den Tofu mischen. Mit Salz und Peffer würzen und zu einer Paste verrühren.

Den Teig auf einem bemehlten Brett ca. 1 Millimeter dünn ausrollen, in ca. 4 Zentimeter breite Streifen schneiden. Auf die Streifen in Abständen von 4 Zentimetern je 1–2 Teelöffel Füllung geben; darüber einen zweiten Teigstreifen legen. Quadrate abschneiden. Die Luft um die Füllung gut ausdrücken. Die Teigränder mit einer Gabel zusammendrücken. Die Ravioli in kochendem Salzwasser 3–4 Minuten ziehen lassen.

GEMÜSE-PAELLA

Zutaten für 6–8 Personen:

1 Zwiebel
2 Knoblauchzehen
2 EL Olivenöl
1 Aubergine
2 kleine Zucchini
1 rote Paprikaschote
200 g kleine Champignons
200 g klebender Rundkornreis
150 g fester Räuchertofu
½ l Gemüsebrühe
1 Prise Safranfäden
200 g TK-Erbsen
½ l passierte Tomaten
1 kleine Dose Kichererbsen (200 g)
1 kleine Dose weiße Bohnen (200 g)
100 g schwarze Oliven
1 kleines Glas Kapern
(ca. 60 g Abtropfgewicht)
gemahlener Kreuzkümmel
(Cumin)
edelsüßes Paprikapulver
Salz, Cayennepfeffer

Zubereitung:

Zwiebel und Knoblauch schälen, klein hacken und in einer großen Pfanne im Olivenöl anbraten. Aubergine, Zucchini und Paprika waschen, putzen und klein schneiden. Champignons mit einem trockenen Tuch von Erdresten befreien. Pilze vierteln, mit dem Gemüse zu den Zwiebeln in die Pfanne geben, 5 Minuten anschwitzen. Reis zufügen und 5 Minuten mit anbraten.

Räuchertofu würfeln, mit Gemüsebrühe, Safran und Erbsen in die Pfanne geben. 10 Minuten kochen lassen. Mit passierten Tomaten auffüllen, Kichererbsen, weiße Bohnen, Oliven und abgetropfte Kapern zugeben. Gut umrühren, mit geschlossenem Deckel 30–40 Minuten auf schwacher Hitze garen. Mit den Gewürzen abschmecken.

BORSCHTSCH

Zutaten für 4 Personen:

3 Kartoffeln

2 Rote Beten

¼ Weißkohl

1 Stück Knollensellerie (ca. 100 g)

1 Möhre

1 Pastinake

½ Staudensellerie

2 Knoblauchzehen

1 Stück Lauchstange (ca. 10 cm)

1 EL Oliven- oder Rapsöl

½ Bund Dill

2 Lorbeerblätter

1 l Gemüsebrühe

100 ml Sojacreme

Zubereitung:

Kartoffeln und Rote Beten schälen (Handschuhe anziehen, weil der Saft stark färbt). Beides in ca. 1 Zentimeter große Würfel schneiden. Weißkohl, Knollensellerie, Möhre, Pastinake und Staudensellerie waschen und putzen. Knoblauch schälen, Lauchstange längs aufschlitzen und unter fließendem Wasser gründlich waschen. Beides klein hacken und in einem großem Topf im Öl anbraten. Nach 3 Minuten Kartoffel- und Bete-Würfel zugeben, 5 Minuten schmoren lassen. Weißkohl in feine Streifen schneiden, Knollensellerie, Möhre und Pastinake in Würfelchen, Staudensellerie in Scheibchen schneiden. Dill klein hacken. Gemüsebrühe zugießen, Gemüse, Lorbeer und gehackten Dill zufügen, aufkochen und alles 30–45 Minuten auf kleiner Hitze köcheln lassen. Sojacreme erst kurz vor dem Servieren zugeben.

ORIENTALISCHER KICHERERBSEN-TOPF

Zutaten für 4 Personen:
1 große Zwiebel
2 Knoblauchzehen
1 Chilischote
3 EL Olivenöl
2 Auberginen
1 große Dose Kichererbsen (800 ml)
400 ml Kokosmilch
1 l Gemüsebrühe
je 1 TL Zimtpulver, gemahlener Koriander und Kreuzkümmel (Cumin), gemahlenes Piment, gemahlener Kurkuma
Salz, Pfeffer
½ l passierte Tomaten
1 EL getrocknete Berberitzen

Zubereitung:
Zwiebel und Knoblauch schälen, die Chili waschen und putzen. Alles fein hacken und in einem Topf im Olivenöl scharf anbraten. Inzwischen die Auberginen waschen, putzen und 1 Zentimeter groß würfeln. In den Topf geben und unter Wenden kräftig anbraten.
Dann die Kichererbsen, Gewürze, Gemüsebrühe und passierte Tomaten zufügen, das Ganze 30 Minuten schwach kochen lassen. Den Eintopf vor dem Servieren nochmals abschmecken und mit den Berberitzen garnieren.

Tipp:
Dazu passen Vollkornbrötchen oder Bulgur.

SPAGHETTI A LA NORMA

Zutaten für 2 Personen:

2 kleine Auberginen
Olivenöl
2–3 Knoblauchzehen
1 getrocknete (oder frische) Chilischote
1 großes Bund frisches Basilikum
1 EL getrockneter Oregano
½ l passierte Tomaten
1 TL Zucker
Salz, Pfeffer
250 g Spaghetti
150 g veganer Pizzaschmelz

Zubereitung:

Auberginen waschen, putzen, längs vierteln und in fingergroße Streifen schneiden (man kann sie auch klein würfeln). 2 EL Olivenöl in eine große Pfanne geben und die Hälfte der Auberginen darin goldbraun braten und herausnehmen. Dann die andere Hälfte ebenfalls in 2 EL Öl goldbraun braten. Alle Auberginen in die Pfanne geben.

Knoblauch schälen und klein würfeln, Chili gegebenenfalls putzen und hacken. Vom Basilikum die Blätter abzupfen, die Stängel hacken. Diese drei vorbereiteten Zutaten sowie den Oregano zur Auberginen-Masse geben, kurz mit anbraten, dann die passierten Tomaten und den Zucker dazugeben.

Die Soße mit Salz und Pfeffer würzen, abschmecken, 20 Minuten köcheln lassen. Erst kurz vor dem Servieren die Basilikumblätter unterheben, ein paar zum Garnieren behalten. Spaghetti in Salzwasser al dente kochen und mit der Soße servieren. Pizzaschmelz darübergeben.

AUBERGINENRAGOUT MIT CHAMPIGNONS AUF QUINOA

Zutaten für 4 Personen:

200 g Quinoa
½ l Gemüsebrühe
1 Zwiebel,
2 Knoblauchzehen
1 EL Öl
1 große Aubergine
400 g Champignons
1 Chilischote
getrockneter Oregano, Salz, Pfeffer
¼ l passierte Tomaten
100 ml Sojacreme
½ Bund Petersilie

Zubereitung:

Quinoa in einem Sieb unter fließendem heißen Wasser abspülen. Mit der doppelten bis zweieinhalbfachen Menge Gemüsebrühe aufsetzen. 15-20 Minuten kochen lassen, anschließend 5-10 Minuten zum Ausquellen zugedeckt stehen lassen.

Zwiebel und Knoblauch schälen. Die Zwiebel würfeln und in einer Pfanne im heißen Öl mit dem durchgepressten Knoblauch anbraten. Gewaschene Aubergine in ½ Zentimeter große Würfel schneiden, geputzte Champignons in Scheiben schneiden, Chili waschen, Stiel und Kerne entfernen und die Schote fein hacken. Zuerst die Auberginen mit in die Pfanne geben, nach 6 Minuten auch die Champignons, Chili, eine Prise Oregano, Salz und Pfeffer. Weitere 5 Minuten bei geschlossenem Deckel weiterbraten. Passierte Tomaten zugeben, umrühren und 15 Minuten köcheln lassen. Vor dem Servieren die Sojacreme unterheben, Ragout nochmals abschmecken und mit der Petersilie garnieren.

TOFU-TIRAMISU

Zutaten für 6 Personen:

400 g Seidentofu
60 g brauner Zucker
2 EL veganes Ei-Pulver
200 g Sojacreme
60 g Dinkel-Zwieback
1 Päckchen Vanillezucker
1 Tasse Espresso
2–4 cl Amaretto
Kakaopulver, ungesüßt

Zubereitung:

Den Seidentofu mit dem braunen Zucker, dem Ei-Pulver und der Sojacreme mit dem Handrührgerät schaumig rühren.
Eine kleine Auflaufform mit dem Zwieback auslegen. Den Vanillezucker darüberstreuen. Mit Espresso und Amaretto gleichmäßig beträufeln. Die Creme darauf verteilen. Das Tofu-Tiramisu für mindestens 2 Stunden (oder über Nacht) kalt stellen. Das Kakaopulver direkt vor dem Servieren über die Creme sieben.

GEEISTER OBSTSALAT

Dieser Salat aus saisonalen Früchten ist das ganze Jahr über köstlich. Wichtig sind dabei die gehackte Minze, der Orangensaft und der Zitronensaft. Mit dem Obst können Sie nach Lust, Laune und Jahreszeit variieren. Zum Beispiel so:

Zutaten für 4 Personen:

1 Honigmelone
1 Schale Heidelbeeren (150 g)
1 Schale Erdbeeren (250 g)
1 Orange
2 Kiwis
1 Bund Minze
1 EL Honig
125 ml Orangensaft
Saft und abgeriebene Schale von 2 Biozitronen

Zubereitung:

Die Melone halbieren, Kerne entfernen, das Fruchtfleisch aus der Schale lösen und würfeln – oder mit einem Ausstecher kleine Kugeln aus dem Fruchtfleisch herauslösen. Heidelbeeren und Erdbeeren waschen, Erdbeeren putzen und in Scheiben schneiden. Die Orange mit einem scharfen Messer bis ins Fruchtfleisch einschneidend schälen. Die einzelnen Fruchtfilets zwischen den Trennhäutchen herausschneiden. Kiwi schälen, längs halbieren und in Scheiben schneiden.

Das Obst in eine Schüssel geben. Minze waschen, trocken schütteln und die Blättchen fein hacken, mit Honig, Orangensaft, Zitronensaft und -schale unter das Obst mischen. Den Obstsalat in Portionsschälchen füllen und vor dem Servieren für 30 Minuten ins Tiefkühlfach stellen.

DELIKATER BLITZ-SCHOKOPUDDING

Zutaten für 2 Personen:

300 g Seidentofu
2 Vanilleschoten
4 EL Ahornsirup oder Agavendicksaft
30 g Kakao- oder Carob-Pulver
1 Prise Salz

Zubereitung:

Den Seidentofu mit einer Gabel fein zerdrücken in eine Schüssel geben. Vanilleschoten längs aufschneiden, das Mark auskratzen und zum Tofu geben.

Auch die übrigen Zutaten in die Schüssel geben und alles mit dem Handrührgerät so lange verrühren, bis eine glatte, cremige Masse entstanden ist. Diese portionieren und vor dem Servieren für mindestens 30 Minuten in den Kühlschrank stellen.

BANANENEIS MIT SCHOKOSOSSE

Zutaten für 4 Personen:

Bananeneis:
4 gut reife Bananen
150 g Heidelbeeren oder Himbeeren
Muskatnuss oder Zimtpulver
150 g Ananas in kleinen Stückchen
Schokosoße:
1 Vanilleschote
3 EL Ahornsirup
2 EL Kakao
4 EL Wasser, 1 TL Stärke

Zubereitung:

Die Bananen schälen und in Scheibchen schneiden. Auf einem Backpapier auslegen und in den Gefrierschrank stellen. Die Beeren waschen und abtropfen lassen. Wenn die Bananen gefroren sind, also nach etwa einer Stunde, die Scheibchen in einem leistungsstarken Mixer/Blender zu Sorbet verarbeiten. Dieses mit etwas abgeriebener Muskatnuss oder Zimt verrühren, Beeren und Ananas unterrühren, in den Tiefkühler stellen, bis die Schokosoße zubereitet ist: Die Vanilleschote längs aufschneiden und das Mark auskratzen, zusammen mit allen übrigen Zutaten in eine kleine Pfanne geben. Alles verrühren und unter ständigem Rühren erhitzen, bis die Konsistenz cremig ist. Das Bananeneis portionieren und mit der Schokosoße toppen.

Tipp:

Die Schokosoße eignet sich als Dekoration für das Bananeneis, aber auch sehr gut als Dip für Fruchtstücke oder Beeren.

ERDBEER-CARPACCIO AUF MANDELMUS

Zutaten für 2 Personen:
3 EL Mandelmus
250 g Erdbeeren
2 EL Puderzucker
Balsamico-Creme

Zubereitung:
Auf einer Servierplatte das Mandelmus mit einem Spatel glatt streichen. Die Erdbeeren waschen, putzen und in dünne Scheiben schneiden. Diese auf dem Mandelmus-Spiegel überlappend auslegen. Den Puderzucker darübersieben, das Erdbeer-Carpacchio mit etwas Balsamico-Creme verzieren.

BEERENMIX MIT HONIGMELONE

Zutaten für 4 Personen:
1 Honigmelone
2 EL Limoncello (italienischer Zitronenlikör)
Saft und abgeriebene Schale von 1 Limette
je 150 g rote und schwarze Johannisbeeren
½ Bund Minze, klein geschnitten

Zubereitung:
Die Melone halbieren, Kerne entfernen, das Fruchtfleisch aus der Schale lösen und klein würfeln. In einer Schüssel mit Limoncello, Limettensaft und -schale mischen. Die Johannisbeeren waschen, abtropfen lassen, dann die Beeren von den Stielen streifen und unter die Melonenstücke mischen. Minze waschen, trocken schütteln und die Blättchen klein schneiden, ebenfalls unterheben.

GEGRILLTE ANANAS

Sie ist krönende Abschluss eines Grillfestes, bei dem wir beispielsweise pikant gewürzten Seitan, marinierten Tofu, Riesenchampignons, Austernpilze, Auberginen und Zucchini, Zwiebel-Paprika-Spieße sowie halb gar gekochte Kartoffeln und Süßkartoffeln auf den Grill packen.

Zutaten für 4–6 Personen

1 frische Ananas

20–24 Herzkirschen (oder aufgetaute TK-Beeren)

Zubereitung:

Die Ananas schälen und quer in 2 Zentimeter dicke Scheiben schneiden. Mit einem spitzen Messer jeweils den harten Mittelstrunk herausschneiden. Die Ananas-Scheiben auf den heißen Grill legen und grillen, bis sie die typischen Grillstreifen zeigen. Inzwischen die Kirschen waschen und abtropfen lassen. Die gegrillten Ananasscheiben mit den Kirschen (oder den Beeren) dekoriert servieren.

Tipp:

Das Rezept funktioniert auch mit einer Grillpfanne, die ohne Öl auf dem Herd erhitzt wird.

HERBSTLICHE SIRUP-BIRNEN

Zutaten für 4 Personen:

2 sehr reife Birnen

2 TL Agavendicksaft

4 Walnusshälften

Zubereitung:

Backofen auf 200 °C vorheizen. Birnen waschen und halbieren, das Kerngehäuse mit einem Löffel herauslösen, dafür etwas Agavendicksaft einfüllen. Birnenhälften mit der gewölbten Seite nach unten in eine Auflaufform legen. Ein paar Esslöffel Wasser dazugeben und die Birnen im heißen Ofen 40 Minuten backen. Mit den Walnusshälften die vier Sirup-Kuhlen vor dem Servieren dekorieren.

BLAUBEER-TRAUM

Zutaten für 4 Personen:

200 g Heidelbeeren (frisch oder aufgetaute TK-Beeren)

200 g Seidentofu

3 EL Agavendicksaft (oder Honig)

1 Vanilleschote, 8 Minzeblätter

Zubereitung:

Frische Heidelbeeren waschen und abtropfen lassen. 40 g Beeren beiseitestellen. Den Rest der Beeren, den klein geschnittenen Tofu und den Dicksaft in einen Mixer/Blender geben. Die Vanilleschote längs aufschneiden, das Mark herauskratzen und dazugeben. Alles mixen, bis die Mischung glatt und cremig ist. In Portionsschüsseln geben, mit den beiseitegestellten Heidelbeeren und je zwei Blättchen Minze verzieren. Die Creme vor dem Servieren ca. 1 Stunde kühl stellen.

ZITRONEN-PARFAIT

Zutaten für 4 Personen:

1 Biozitrone
¼ l Ananassaft
2 EL Ahornsirup
100 g Stärkemehl
125 ml Orangensaft

Zubereitung:

Die Zitrone heiß waschen und abtrocknen, von der Schale ein paar dünne Streifen für die Dekoration abschälen, den Rest der Schale abreiben. Die Zitrone auspressen. In einem Topf Ananassaft, Zitronensaft und den Ahornsirup verrühren. Mit dem Schneebesen die Stärke einrühren und die Mischung zum Kochen bringen. Unter Rühren auch den Orangensaft zugeben.

Sobald die Mischung andickt, ist sie fertig. Topf vom Herd nehmen und Zitronenschale unterrühren. Das Dessert portionieren und mit den Zitronenschalenstreifen dekorieren.

ZITRONEN-PISTAZIEN-COOKIES

Zutaten für ca. 40 Stück/2 Backbleche:

80 g Pistazienkerne
140 g Halbfett-Sojamargarine
370 g Dinkelvollkornmehl
½ Päckchen Backpulver
40 g Kokosflocken
1 Päckchen Vanillezucker
100 g Rohrzucker
100 g Zitronat
70 g Agavendicksaft (oder Honig)

Zubereitung:

Die Pistazien mittelgrob hacken. Margarine schmelzen. Den Backofen auf 175 °C vorheizen, ein Backblech mit Backpapier auslegen. Das Mehl mit dem Backpulver, den Kokosflocken, Vanillezucker, Rohrzucker und dem Zitronat mischen. In der Mitte eine Mulde formen, den Agavendicksaft, die Margarine und 100 Milliliter Wasser hineingeben, alle Zutaten zu einem glatten, weichen Teig verarbeiten.

Vom Teig mithilfe von zwei Löffeln kleine Portionen abstechen und diese mit Abstand voneinander (sie zerlaufen etwas) auf ein mit Backpapier ausgelegtes Blech setzen. Die Cookies im heißen Backofen 12–14 Minuten backen. Die Ränder der Cookies sollten leicht gebräunt sein. Aus dem Ofen nehmen, etwas abkühlen lassen, dann mit einem Spatel vom Backpapier lösen und auf einem Kuchengitter erkalten lassen.

CASSIS-BROWNIES

Zutaten für 1 Backform von 21 x 25 cm oder 24 x 24 cm:
80 g dunkle Reismilch-Schokolade (Bioladen)
100 g Bitterschokolade (mindestens 60 % Kakaoanteil)
1 große Banane
120 g Gelee aus schwarzen Johannisbeeren
60 g Rohrzucker
3 EL Rapsöl und Öl für die Form
270 g Dinkelmehl
30 g Kakaopulver
1 Päckchen Vanillezucker
Salz
½ Päckchen Backpulver
1 EL Johannisbeergelee
1 EL Puderzucker

Zubereitung:
Die beiden Schokoladensorten klein brechen oder schneiden, in einer Schüssel über dampfend heißem Wasser schmelzen. Backofen auf 180 °C vorheizen. Die Backform einölen. Die Banane schälen und zerdrücken, in einer Schüssel mit Gelee, Rohrzucker und Öl verrühren. Die Schokolade einlaufen lassen und alles gut mischen. In einer dritten, kleinen Schüssel Mehl, Kakao, Vanille, 1 Prise Salz und Backpulver vermischen, zur Teigmischung geben und gut rühren, bis ein glatter, nicht zu flüssiger Teig entstanden ist. Den Teig in die Form streichen und im heißen Ofen bei rund 30 Minuten backen.
Für die Dekoration das Johannisbeergelee mit dem Puderzucker und einigen Esslöffeln heißem Wasser verrühren, den noch heißen Kuchen damit ganz nach Fantasie verzieren. Wenn er ausgekühlt ist, den Kuchen in die klassischen quadratischen Brownie-Stücke schneiden.

ZITRONENKUCHEN MIT SULTANINEN

Zutaten für 1 Kastenform von 26 x 12 cm:

130 g Sultaninen
80–100 ml Limoncello (italienischer Zitronenlikör; alternativ Zitronensirup)
100 g geriebene Mandeln
60 g vegane Margarine
80 g Puderzucker
1 Päckchen Vanillezucker
1 TL Ei-Ersatz-Pulver
1 EL Agavendicksaft
2 EL Zitronensaft (weitere 2–3 EL Zitronensaft bereithalten)
1 TL abgeriebene Zitronenschale
50 g feine Vollkorn-Haferflocken
190 g Weizenmehl Type 1050
½ Päckchen Backpulver
150 g Puderzucker
3 EL Zitronensaft

Zubereitung:

Die Sultaninen in dem Limoncello einweichen. Die Mandeln mit ca. 60 Milliliter kochendem Wasser übergießen und quellen lassen. Nach 1 Stunde den Backofen auf 190 °C vorheizen. Die Kastenform mit Backpapier auslegen. Margarine, Puderzucker, Vanillezucker, Ei-Ersatz, Agavendicksaft, Zitronensaft und -schale verrühren. Mandelteig und Sultaninen unterrühren, zuletzt die Haferflocken. Mehl mit Backpulver mischen und unter den Teig heben. Den Teig in die Backform geben und ca. 35 Minuten backen.
Für den Guss Puderzucker in einer kleinen Schüssel mit Zitronensaft und etwas heißem Wasser zu einem Brei verrühren. Den fertigen Kuchen vorsichtig aus der Form lösen und mit dem Guss bestreichen.

KIRSCH-STREUSELKUCHEN

Zutaten für 1 Backblech von 18 x 25 cm:

Teig:

100 g getrocknete Sauerkirschen

50 g Walnusskerne

240 g Dinkelmehl

30 g Süßlupinenmehl (Bioladen)

½ TL Backpulver

2 TL abgeriebene Orangenschale

1 TL gemahlene Vanille

½ TL Salz

100 g Kokosfett oder vegane Margarine

100 g Rohrzucker

110 g Sojajoghurt (natur)

Streusel:

20 g Mandeln, fein gemahlen

90 g Dinkelmehl

30 g Rohrzucker

50 g vegane Margarine und Margarine für die Form

Zubereitung:

Für die Streusel die Mandeln mit dem Mehl, dem Zucker und dem Fett verkneten. Den Backofen auf 180 °C vorheizen. Das Blech fetten.

Für den Teig die Sauerkirschen und die Walnusskerne hacken. In einer Schüssel beide Mehle mit Backpulver, Orangenschale, der Vanille und dem Salz mischen. Walnüsse und Sauerkirschen dazugeben und gut untermischen. Das Kokosfett schmelzen, mit dem Zucker und dem Joghurt verrühren, zum Teig geben. Alle Teigzutaten gut miteinander vermischen, bis ein fester Teig entsteht. Diesen auf dem Blech ausstreichen, mit den Streuseln belegen und im heißen Backofen 25–30 Minuten backen.

PIKANTE INGWER-PLÄTZCHEN

Zutaten für 24 Plätzchen:

180 g Weizenvollkornmehl (oder Gerstenmehl) und Mehl zum Arbeiten
2 EL Kakaopulver (ungesüßt)
2 TL gemahlener Ingwer
1 TL Zimtpulver
je 1 Prise gemahlene Nelken und geriebene Muskatnuss
3 EL Pflaumenmus
1 EL geriebener frischer Ingwer
60 g Rohrzucker
2 EL Zuckerrohr-Melasse (Bioladen)
1 TL Backpulver
30 g Kristallzucker

Zubereitung:

Mehl mit dem Kakao und den Gewürzen in einer Schüssel mischen.
Pflaumenmus und geriebenen Ingwer in eine Rührschüssel geben. Dann den Rohrzucker zufügen und das Ganze mit dem elektrischen Quirl mixen. Schließlich die Melasse daruntermischen. Die Hälfte des Mehls dazugeben, auch das Backpulver. Den Teig rühren. Dann kommt die zweite Hälfte Mehl dazu. Diesmal alles mit den Knethaken durcharbeiten.
Den Teig auf bemehlter Fläche ca. 2 Zentimeter dick ausrollen, dann in Frischhaltefolie eingeschlagen für mindestens 30 Minuten in den Kühlschrank stellen, bis er fest und nicht mehr so klebrig ist.
Backofen auf 165 °C (Umluft) vorheizen. Zwei Backbleche mit Backpapier auslegen. Aus dem Teig ca. 4 Zentimeter dicke Kugeln rollen, diese im Kristallzucker wenden. Die Kugeln werden in 5-Zentimeter-Abständen auf die Backbleche gesetzt und 20 Minuten gebacken. Sie sind gar, wenn die Oberfläche kleine Risse aufweist. Aus dem Ofen nehmen und auskühlen lassen.

DINKEL-BAGELS FÜR DEN SONNTAG

Zutaten für 1 Backblech:
60 g getrocknete Aprikosen
250 g Dinkelmehl (Type 700) und 100 g Dinkelvollkornmehl
2 TL Zucker
Salz
100 ml Orangensaft
20 g frische Hefe (½ Würfel)
25 g Rapsöl
1 l Wasser
40 g Zucker
5 g Natron
2 EL weiße Sesamsamen

Zubereitung:
Aprikosen würfeln. Mehle, Zucker und 1 Prise Salz mischen. Zum Orangensaft 100 Milliliter heißes Wasser geben, die Hefe darin auflösen. Dieses Gemisch zusammen mit dem Öl und den Aprikosen zur Mehlmischung geben und zu einem glatten Teig verkneten, der noch geschmeidig ist, aber nicht am Schüsselrand klebt. Den Teig zugedeckt an einem warmen Ort 30 Minuten gehen lassen. Das Backblech mit Backpapier auslegen. Aus dem Teig sechs gleich große Kugeln formen. Diese auf das Blech setzen und nochmals 10 Minuten gehen lassen. Aus jeder Kugel eine dicke Rolle formen und zum Ring schließen. Den Backofen auf 220 °C vorheizen. In einem Topf 1 Liter Wasser mit Zucker und Natron aufkochen lassen, Hitze so weit reduzieren, dass das Wasser nicht mehr kocht. Die Kringel für je 1 Minute ins Wasser geben. Mit einem Schaumlöffel herausnehmen und auf Küchenpapier abtropfen lassen. Danach in den Sesamsamen wälzen und aufs Backblech legen. Im Backofen 10 Minuten backen, auf 180 °C herunterschalten und weitere 12–14 Minuten backen, bis sie goldbraun sind.

SCHNELLES KRÄUTERBROT

Zutaten für 1 Kastenform von 26 x 12 cm:

300 g Weizenvollkornmehl

1 Päckchen Trockenhefe

2 TL Zuckerrohr-Melasse (Bioladen)

Salz

je ½ EL gehackter frischer Salbei, Thymian, Oregano und fein geschnittenes frisches Basilikum (alternativ TK-Kräuter)

Zubereitung:

Das Mehl und die Hefe in einer Rührschüssel gut vermischen. In der Mitte eine Kuhle bilden. Melasse, 1 Prise Salz, die Kräuter und ca. 400 Milliliter lauwarmes Wasser nach und nach zugeben und gut unterrühren, bis ein weicher, noch etwas feuchter Teig entsteht. Er soll elastisch sein, aber nicht an der Schüssel kleben.

Dann die Kastenform mit Backpapier auslegen. Den Teig in die Form geben, mit einem Backpapier abdecken und an einem warmen Ort 1 Stunde gehen lassen. Er sollte dann im Vergleich zu vorher zur etwa doppelten Größe angewachsen sein. Den Backofen auf 200 °C vorheizen und das Kräuterbrot im darin 25–30 Minuten backen.

REZEPTREGISTER

SACHREGISTER

QUELLEN

Barnard, Neal: Schmerzen lindern durch richtige Ernährung. Fischer Scherz 1999
Stone, Gene (Hg.).: Gabel statt Skalpell – Gesund durch Ernährung auf pflanzlicher Grundlage. Scorpio 2013
Campbell, T. Colin; Campbell, Thomas M.: China Study. Verlag Systemische Medizin 2004
Campbell, T. Colin: InterEssen – Ernährungswissenschaft zwischen Ökonomie und Gesundheit. Verlag Systemische Medizin 2014
Dahlke, Rüdiger: Peace Food – Wie der Verzicht auf Fleisch und Milch Körper und Seele heilt. Gräfe und Unzer, 2011
Davis, Dr. William: Weizenwampe – Warum Weizen dick und krank macht. Goldmann 2013
Diamond, Harvey; Diamond, Marilyn: Fit fürs Leben/Fit for Life. Goldmann 1986
Esselstyn, Dr. Caldwell B.: Prevent and Reverse Heart Disease. Avery 2007
Fisseler, Eckhard K.: Arthrose – Der Weg zur Selbstheilung. Hans-Nietsch-Verlag 2012
Gassert, Barbara; Linné, Petra: Gute Kohlenhydrate – schlechte Kohlenhydrate. Systemed 2011
Hartenbach, Prof. Dr. Walter: Die Cholesterin-Lüge. Herbig 2002
Kneipp, Sebastian: So sollt ihr leben. Ehrenwirth 1983
Leitzmann, Claus; Keller Markus: Vegetarische Ernährung. Ulmer UTB 1996
Leitzmann, Claus: Vegetarismus – Grundlagen, Vorteile, Risiken. C.H. Beck 2001
McDougall, John A.: The Starch Solution. Rodale 2012
Ornish, Dean: Herzgesunde Kost – Herzkrankheiten lindern und vorbeugen. Heyne 2000
Perlmutter, Dr. David: Dumm wie Brot – Wie Weizen schleichend Ihr Gehirn zerstört. Mosaik 2014
Robbins, John: Food Revolution. Hans-Nietsch-Verlag 2013
Robbins, John: Gesund bleiben bis 100. Hans-Nietsch-Verlag 2012
Schatalova, Galina: Wir fressen uns zu Tode. Goldmann 1996
Schmidt, Hans-Gottfried: So hilft die Natur bei Arthrosen. Hädecke 1984
Treutwein, Norbert: Die Fettlüge. Südwest 2006
Treutwein, Norbert: Übersäuerung – Krank ohne Grund. Südwest 2013
Wendt, Lothar: Eiweißfasten – Die Eiweißabbau-Diät. Karl Haug Verlag 1993

IMPRESSUM

1. Auflage 2016

Hinweis
Die Ratschläge/Informationen in diesem Buch sind von Autor und Verlag sorgfältig erwogen und geprüft, dennoch kann eine Garantie nicht übernommen werden. Eine Haftung des Autors bzw. des Verlags und seiner Beauftragten für Personen-, Sach- und Vermögensschäden ist ausgeschlossen.
Der Verlag weist ausdrücklich darauf hin, dass im Text enthaltene externe Links vom Verlag nur bis zum Zeitpunkt der Buchveröffentlichung eingesehen werden konnten. Auf spätere Veränderungen hat der Verlag keinerlei Einfluss. Eine Haftung des Verlags für externe Links ist stets ausgeschlossen.

Bildnachweis
Illustration Milchflasche: © Shutterstock/Winston Link
Projektleitung
Sarah Gast
Redaktion
Claudia Lenz, Essen
Layout und Satz
LAYER-CAKE, Jürgen Kiermeier, München
Umschlaggestaltung
*zeichenpool, München, unter Verwendung eines Fotos von © Shutterstock/Winston Link

Druck und Verarbeitung
CPI books GmbH, Leck
Printed in Germany

FSC www.fsc.org MIX Papier aus verantwortungsvollen Quellen FSC® C083411

Verlagsgruppe Random House FSC® N001967

ISBN: 978-3-517-09414-4